JN200715

監著 飯田良平

著者 飯田貴俊
　　 田村文誉
　　 戸原　雄
　　 野本たかと
　　 原　豪志
　　 町田麗子
　　 横山雄士
　　 渡部　守

訪問歯科診療 プランニングの極意

―エキスパートたちの実例でみる、摂食嚥下をめぐる諸問題解決の糸口―

クインテッセンス出版株式会社　2019

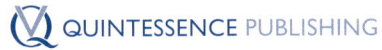

Berlin, Barcelona, Chicago, Istanbul, London, Milan, Moscow, New Delhi, Paris, Prague, São Paulo,
Seoul, Singapore, Tokyo, Warsaw

推 薦 文

　訪問歯科診療に取り組む9名の若き歯科医師が12の実例を紹介しています。まず、ひしと伝わるものは、患者と正面から向き合う歯科医師たちの"誠意"です。食をめぐる問題に対して技術論にとどまらず、歯科医療従事者としての考え方を色濃く語っているのです。これが本著の旨とする**「理念に基づいた訪問診療」**です。

　治癒が見込めない末期がん患者には「生活支援のための治療」を施し、胃ろう造設下であるからこそ「好きな物を好きなときに少量食べる」ことに新たな価値観を築いています。歯科は従来から客観的な診断のもと、手技は確立されていますが「エビデンスだけではなく、人間一人一人の持つ多様な物語にあわせる診療」が求められていることを知らされます。

　舌接触補助床(PAP)、人工舌床(LAP)といった歯科独自の手法を駆使しながらも、歯科単独ではなく、特養や老健施設職員と顔の見える関係をつくり多職種協働の一員となっている姿があります。多職種協働・連携するための糸口が見出せることでしょう。

　「障害児者というのは世間がそのような枠にくくっているだけ、母親にとっては我が子である、それだけのこと」。このときの医療は「発達を待つ焦りを解消し、小さな発達を見逃さず家族に伝える」ことであろうかと思います。

　障害の前には、医療は無力である場合があることに気づかされます。

　昭和63年在宅患者訪問診療料が新設され、その後報酬料の引き上げ、加算点数の増設、要件の見直し等が行われながら、今日の訪問歯科診療が普及しています。しかし保険点数に収載されるより前から訪問診療に取り組んでいた歯科医師は、少数ではありましたがおりました。**"かかりつけ歯科医師"としての気概**がそうさせていたのでしょう。その思いは、いつの時代も変わらぬものであるはずです。

　訪問診療に携わる者ならば必ず遭遇する問題、あたる壁があります。本書を紐解けば、そこには共感する事柄が見出せ、明日からの新しい一歩を導いてくれることでしょう。

　「健康とは感じること」。本書の監修をなさっている飯田良平氏の御尊父様の五十平氏が、生前語っていたことです。訪問診療の究極の場面で求められるものは、決して最先端医療ではありません。古くからある新しい問題なのです。同じ病名でも十人十色の対応に一つ一つていねいに歯科医療従事者としてすべきことを考え、悩み、実践し、そして喜びを感じていきたいものです。

2019年8月　盛夏

植田耕一郎

一般社団法人日本摂食嚥下リハビリテーション学会 理事長

日本大学歯学部摂食機能療法学講座 教授

序 文

　2025年問題や地域包括ケアシステム、多職種連携、またオーラルフレイル、サルコペニア、口腔機能低下症といった言葉が飛び交うようになりました。医療や介護報酬の見直しでは、『医療と介護の連携』という柱がおかれ、患者像の変化や多様性も踏まえ、口腔機能の評価・管理・口腔疾患の重症化予防、生活の質に配慮した歯科医療を提供することが求められました。栄養サポートチームへの参加や訪問歯科医診療による医科との連携なども推進されていくことでしょう。

　そのため現場では、これまで接点の少なかったケアマネジャーや訪問看護師などとのやりとりや、改定される医療や介護保険制度への対応、疾病や服用薬、社会的背景を考慮する必要がでてきました。よって、近年では訪問診療専従の事務員を雇用したり、複数名の歯科医師、歯科衛生士により訪問診療を主として行う形態もみられるようになりましたし、自院の患者の「往診」であれば対応するといった歯科診療所も増えてきたのではないでしょうか。

　さて、このように質・量ともに歯科の訪問診療は拡充し、通院困難な要介護者の口腔環境は改善されていくことが想定されますが、これまでの形態回復や衛生管理を主とした歯科医学だけでは対応に苦慮したり、人生の最期をまっとうしようとしている患者や家族に、どのように関わることができるのかと、歯科の存在意義を考えることも増えるのではないでしょうか。近頃では「食べられるかどうか評価してもらえませんか」という依頼が増えているのです。また、長く訪問診療で患者をみていれば、必ずといっていいほど、「食」の問題にいきあたることでしょう。

　摂食嚥下障害とは、「食べる機能の障害」ですが、摂食嚥下機能が向上すれば口から食べられるかといえば、必ずしもそうではありません。医療や介護に携わるスタッフや家族の理解や協力が必要で、いわゆるこの「取り巻きの能力」や環境的な「条件」によって左右されるのです。したがって問題点を把握し、対応策を検討します。主治医やケアマネジャーと意思疎通を図り、訪問看護師やワーカーに口腔の衛生管理や口腔にまつわるサポートをお願いし、皆の方向性が一致したときに、ようやく口から食べるという喜びにつながります。そのために多くの労力を使い、書面や画像を用いて、関係者に情報提供を行うことも必要となるのです。

　本書では、そのようなさまざまな条件を整理しながら「診療方針の立案」を行うステップを提示するとともに、実際の症例より、訪問診療に携わる各先生方の「思い（理念）」を紹介したいと思います。生まれながらにしてハンディキャップがあるお子さんや、末期癌のため人生の最期を歩んでいる方に寄り添うことなど、単に口腔衛生管理や口腔機能管理を実施するということではない、患者やご家族との関わりやつながりについて感じていただければ幸いです。

2019年9月

監修　飯田良平

contents

contents

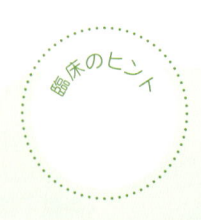

PART **1**

症例集を読む前に

1. 訪問歯科診療における「診療

序文で述べたように通院困難な要介護者では、「診断＝治療」ということではなく、基礎疾患や服用薬、患者を取り巻く環境や介護能力など、さまざまな「条件」を加味する必要がある。また進行性の疾患や癌のいわゆる終末期においては、治療を目的とした関わりだけでは

なく、「寄り添い支える」といった考えも必要となるだろう。そのため、安全に診査を進め、患者にまつわる必要な情報を収集、分析して「診療方針の立案」を行うというステップが重要とされる[1]。

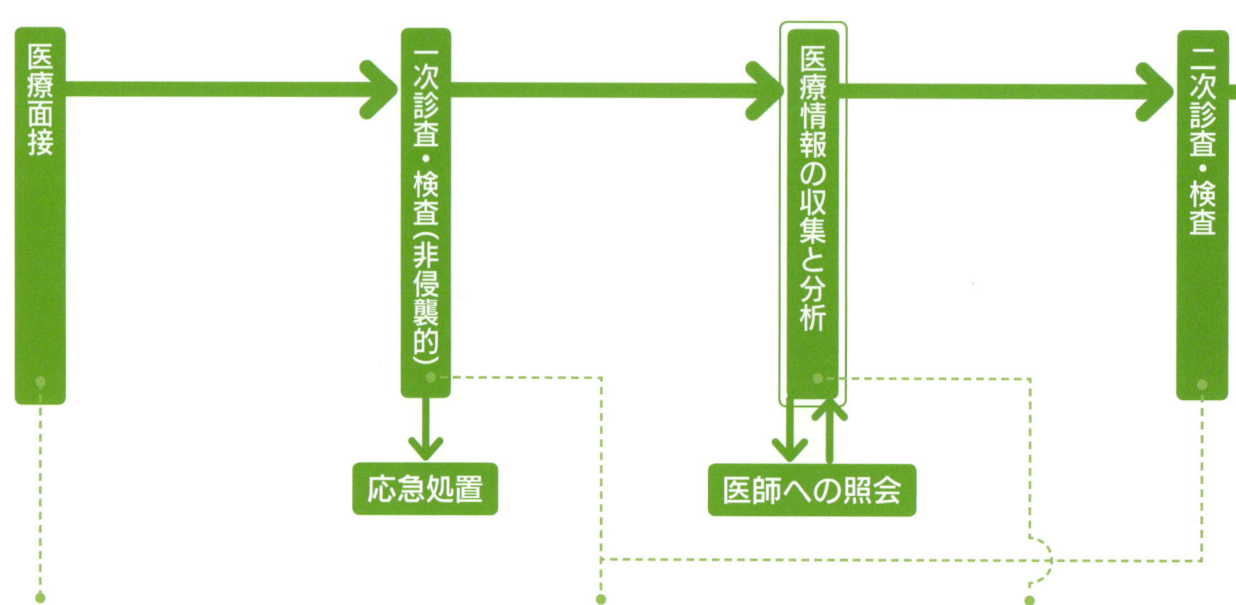

医療面接 → 一次診査・検査（非侵襲的） → 医療情報の収集と分析 → 二次診査・検査

一次診査・検査（非侵襲的） → 応急処置

医療情報の収集と分析 → 医師への照会

高齢者は病態生理学的にも多様である。また認知機能の潜在的低下も考慮しながら、正確に病歴を聴取することが重要となるが、近年では独居の高齢者も増加しており、また介護する者も認知機能に問題が生じていたりする。患者本人の訴えが定かでないことも多いため、ケアマネジャーや主治医などからも医療や介護の情報を収集することが必要となる。

感染症を有していたり易感染性、血液凝固に問題のある場合などは、ポケットプロービングなどでも配慮が必要である。ペースメーカーや除細動器、脳深部刺激療法（DBS）などの埋め込み型の機器がある場合には、歯髄電気診なども注意を要する。印象採得時の循環動態の変化なども報告されており、通常行っている簡単な診査であっても、医療情報の収集と分析を経てから行うという考え方である。

患者にまつわる医療や介護情報の収集と分析を行う。主には「照会状」を作成し、主治医に現在の状態、血液検査所見、与薬内容などを照会する。基本的には書面で行うが緊急であれば電話などで照会し、その内容をカルテに記載する。抗凝固薬の使用や呼吸器の使用、体位変換にともなう循環動態の変化、介護サービスの種類や内容など、診療に際して問題となる情報を収集し分析を行う。

方針の立案」のプロセス

飯田良平

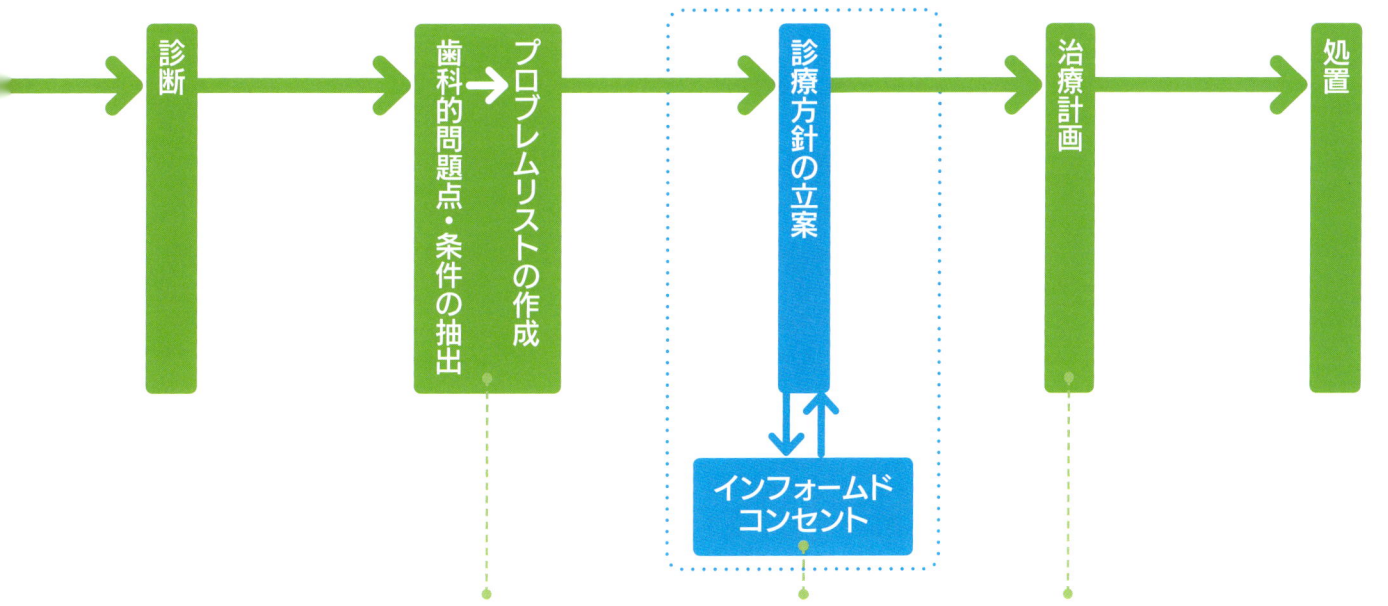

診断 → 歯科的問題点・条件の抽出 → プロブレムリストの作成 → 診療方針の立案 → 治療計画 → 処置

インフォームドコンセント

診査診断、医療情報の分析を経て、「歯科的な問題点」の他に、疾患や服用薬、介護力や環境、経済力など、患者の診療にまつわる「条件」に分けてリストアップし、それぞれの対応策を講じる。

疾患や通院困難な条件など、種々の問題や条件を有する者への診療の提供において、もっとも重要な柱となる「考え方」を示す段階である。認知機能の低下した患者では本人が判断できないこともあるが、基本的に患者の希望が最優先される。

診療方針に基づいた治療計画であり基本的には通常の患者と相違はないが、全身状態や条件などが刻々と変化するため、状況に応じた柔軟な対応や見直しが必要となる。

〈参考文献〉
1. 日本老年歯科医学会(監修). 高齢者歯科診療ガイドブック. 第Ⅰ章 超高齢社会における歯科診療システム論. 東京:口腔保健協会, 2010:9-13.

2. 本書の「診療方針の立案」ま

診療方針を立案するにあたり、本書では初学者にも理解しやすいよう、各症例を以下のステップで紹介する。

STEP1　訪問の依頼〜医療（介護）情報の収集と分析

　訪問診療の依頼は患者や家族の他、入院先の主治医や地域医療連携室、在宅訪問看護ステーションやケアマネジャーなど、さまざまな方から入る。必要に応じ「予診」として患者のところへ出向き、患部の状態や緊急度を確認し、訪問診療がスムーズに安全に実施できるための必要な情報を収集する。医療や介護に関する情報の他、駐車場やエレベーターの有無、診療器材搬入の動線、診療ポジションの想定などを行う。入院や入所中の患者からの依頼であれば、地域医療連携室や病棟看護ステーション、主治医、施設へと事前に連絡をする。

　抗凝固薬が処方されていれば、PT-INRや出血時間など凝固系の血液検査データ、骨粗鬆症に対するビスホスホネートなどの骨吸収抑制薬の与薬の有無などを確認する。また現在の栄養管理（鼻腔・胃ろう・点滴）や、神経・筋疾患患者における人工呼吸器（鼻マスク・気管切開等）の有無やステロイドの服用、オン - オフと呼ばれるような動きの良し悪しがあるかなど、歯科処置や口腔衛生管理を実施するうえで必要な事項について適切な情報を収集し分析を行う。患者の状況は経時的に変化するため、医科への照会と分析を行い、適宜、報告や情報共有を行う習慣をつけておきたい。

STEP2　診断

　一般的な歯科的な診査、診断に加えて、要介護者の訪問診療に際しては、認知機能や栄養状態、摂食嚥下機能の評価を適宜行う。また近年では、口腔機能低下症としての「口腔乾燥」「咬合力」「咀嚼機能」「舌圧」「舌口唇運動機能」などの検査も数値化でき、機能向上や低下の指標とすることができる。たとえば低栄養が深刻であるのにう蝕や歯周病の治

療だけにとらわれてしまうと、廃用症候群からの不可逆的な摂食嚥下機能の低下などにもつながる。可及的すみやかに栄養状態の改善を行うこと、また患者の希望に応えるということを第一義とした診療方針の立案につなげるためにも、そのような種々の機能評価にも目を向ける。

での3ステップ

飯田良平

STEP3　診療方針の立案

　訪問診療の必要な要介護者においては「考え方」に加え「関わり方」という観点が必要となる。とりわけ終末期の方や難病の方、また食べることが困難な方においては、歯科医療においても同様に治癒が望めないことも多く、治癒や形態の回復といった従来の歯科医療の観念だけでは対応に苦慮してしまう。歯科の関わりがいつでも「心地よいもの」となるように、最良の関わり方を模索する。「口腔ケアしかできない！」と思うかもしれないが、唾液分泌が少なくなり自浄性の低下した口腔内の衛生管理をすることだけでも重要な意義がある。さっぱりときれいになって気持ちよい！という、愛情に包まれた気持ちのよいケアであれば、本人やご家族の喜びも得られることと思う。最期まで口腔の管理を担当し患者と家族に寄り添い、時にはともに憂うことも必要である。このような「理念」に基づいた関わり方を柱とした診療方針について、ケアを担う歯科衛生士とともに立案する。

※近年では緊急時の対応についても確認を行う必要がある。特に、進行性の疾患や癌の終末期などにおいては、緊急時には蘇生処置を行わないなどの約束や手順が決められていることがある。そのような患者であれば、我々歯科医療者も情報を共有しておく必要がある。

治療計画

PART 2

症例集：
３ステップで導きだされた
診療方針と実際の対応

「在宅復帰させたい」という老人保健施設からの依頼

患者DATA

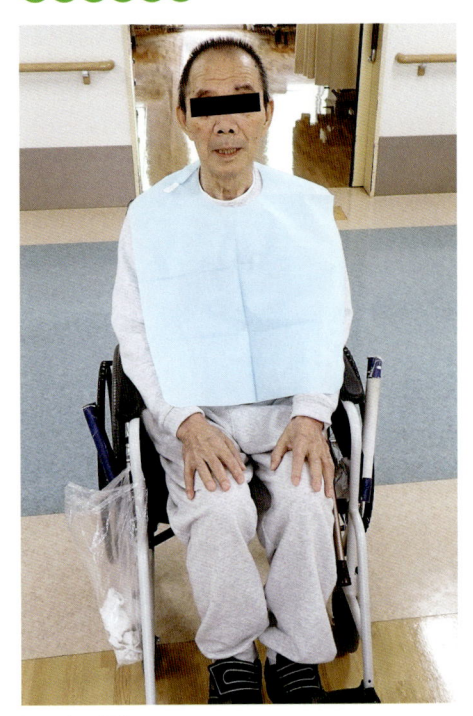

初診時の顔貌。

初診時：75歳

性別：男性

主訴、依頼内容：「もっと形がある物を食べたい」という本人と、「在宅復帰してもらいたい」という施設からの依頼。

訪問現場：老人保健施設

Ⓐ 初診時の問題点

　初診日2016年5月19日。2014年発症の脳梗塞後遺症として嚥下障害、構音障害、四肢不全麻痺、小脳失調あり。リハビリテーション目的でH老人保健施設に入所した。嚥下機能評価の依頼があり訪問診療を開始。移動は車椅子でADLはほぼ自立。ゼリー食、濃いトロミの水分で経口摂取中であった。口腔内は歯の欠損により臼歯部咬合がなく、義歯は製作していなかった。口腔のケアは自分で行っていたが歯間部にプラークの付着が多くみられ中等度の辺縁性歯周炎がみられた。初診時の嚥下内視鏡検査ではミキサー食、トロミ水で誤嚥なし、水分と全粥で不顕性誤嚥[用語1]が認められた。えびせんは咀嚼良好で、誤嚥はなかった。入所前は在宅で息子と二人暮らし。息子が仕事で出るため日中は独居であった。

用語1 不顕性誤嚥
むせや呼吸苦などの、誤嚥に特徴的な兆候をともなわずに生じる誤嚥。「サイレント・アスピレーション」とも言う。

Ⓑ 既往歴

● 脳梗塞（脳幹・小脳2014年7月）

症例報告者DATA

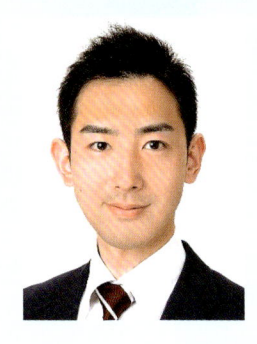

飯田貴俊
（神奈川歯科大学全身管理医歯学講座全身管理高齢者歯科学）

歯科医師歴：11年
訪問診療歴：10年
月間の訪問延べ人数：25人
訪問時間帯：特に制限なく適宜
訪問スタッフの構成：歯科医師1〜3名（研修歯科医師の帯同あり）、歯科衛生士1名
歯科衛生士の訪問診療歴：1年
訪問時の主な対応：口腔のケア、義歯調整、義歯製作、保存処置、抜歯、摂食嚥下リハビリテーション
訪問時の設備：切削機具（エンジン、タービン）、バイタルサイン測定機器（血圧計、パルスオキシメーター、体温計）、吸引器、嚥下内視鏡
訪問に関する学会認定など：日本老年歯科医学会専門医・認定医・摂食機能療法専門歯科医師、日本摂食嚥下リハビリテーション学会認定士

Ⓒ 服用薬

- バファリン配合錠A81［抗血小板剤］
- ラックビー®微粒N［整腸剤］
- タケプロン®OD錠15［消化器官用薬、プロトンポンプ阻害薬、胃炎・消化性潰瘍の薬］

Ⓓ 栄養状態

経口

Ⓔ 介護度

要介護3

Ⓕ 家族構成

施設入所中のため別居（妻・息子一人）。妻は同施設に入所中。以前は息子と同居していたが、日中は息子が仕事で出ているため独居だった。

Ⓖ ADL

- ほぼ自立。
- 移動は車椅子。
- 食事は自食。
- 軽度認知機能低下を認める。
- 明らかな麻痺はないものの細かい動作は困難。

Ⓗ 口腔衛生管理状況

口腔衛生状態：残存歯が清掃不良。
ケアの自立度と清掃状況：口腔清掃は自立であるが、巧緻性低下があり、歯間を中心にプラークの付着を認める。

CASE 01

「診療方針の立案」までの3ステップ

STEP1　訪問の依頼〜医療（介護）情報の収集と分析

　老人保健施設管理栄養士から依頼があった。全身状態は安定している。BMIは19.4。ゼリー食、濃いトロミつきの水分を摂取しており、摂取量はほぼ10割であったが、本人より食形態に関する不満が出ていたとのこと。事前に同施設の言語聴覚士の評価にて水分の誤嚥を認め、臼歯部咬合がないことから食形態変更が困難と判断していた。ADLは入所時より改善してきていたが、在宅では日中独居であり、食事調整やトロミづけのセッティングが困難なため、在宅復帰も難しい状態であった。

STEP2　診断

- 身長 159cm
- 体重 49kg
- BMI 19.4
- 体温 36℃台
- 歯科治療歴あり、異常なし
- アレルギーなし
- 開鼻声あり
- 軟口蓋部の麻痺が疑われる
- 口唇・舌・顎運動に問題なし
- ブクブクによる含嗽可能
- 歯式

```
            2 1 | 1 2 3   5
─────────────────────────────────
    7 6 5 4 3 2 1 | 1 2 3 4 5 6 7
```

- 義歯なし
- う蝕なし　　　● 慢性辺縁性歯周炎あり
- 口腔粘膜異常なし　　　● 口腔乾燥あり（軽度）　　　● 口臭なし
- 頸部拘縮あり　　　● 円背で呼吸が浅く咳嗽力は弱い
- 摂食嚥下機能評価（嚥下内視鏡検査結果）**（図2、3）**
  - 安静時：咽頭内に泡沫状の唾液^{用語2}貯留あり。唾液誤嚥あり。
  - スベラカーゼ粥^{用語3}（ミキサー）、ゼリー、トロミ水：嚥下反射遅延あり。誤嚥なし。咽頭残留あり。
  - 全粥：不顕性誤嚥あり。咳およびハフィングで喀出可能。
  - 水分トロミなし：誤嚥あり。少量ではむせなし。
  - えびせん：臼歯部咬合はないが前歯部にて時間をかけて咀嚼可能。誤嚥なし。

図1　初診時検査の様子
管理栄養士、言語聴覚士、看護師同伴のもと、歯科医師が嚥下内視鏡検査を行っている。

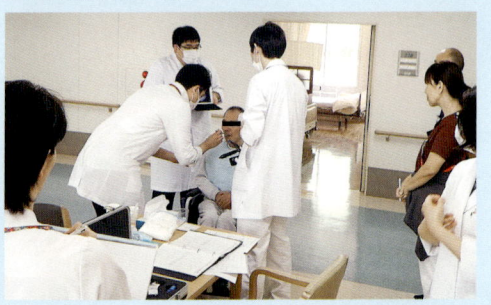

用語2　泡沫状の唾液

泡沫（ほうまつ）とは気泡、泡（あわ）のことで、たとえば食道入口部開大不全によって嚥下後に咽頭に残留した唾液や痰には気泡が多く含まれ、特徴的な所見として重要である。

用語3　スベラカーゼ粥

フードケア社開発の嚥下調整粥。従来の全粥のペースト食は、でんぷんの作用によりべたつきが強く、付着性が上昇し嚥下食として問題があった。また唾液に含まれる酵素（αアミラーゼ）によって食事の途中で離水（水分が分離すること）が生じ、誤嚥リスクが上がる欠点があった。フードケア社が開発した『スベラカーゼ粥』は、でんぷん分解酵素（αアミラーゼ）によって付着性を抑えることができ、さらにあらかじめ酵素で分解されているため離水の心配もない。

STEP2
（つづき）

図2　初診時の検査食

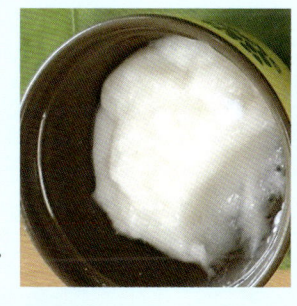
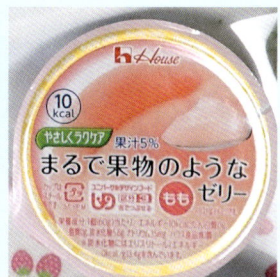

左：スベラカーゼ粥（ミキサー）。
右：ゼリー。

図3　初診時の嚥下内視鏡検査所見

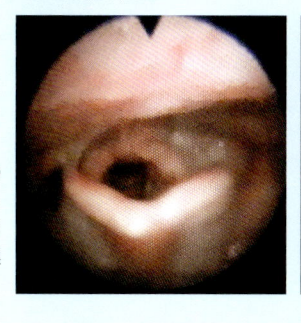
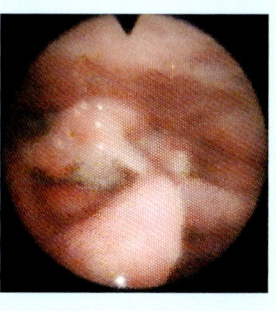

左：全粥嚥下後咽頭残留を認める（スベラカーゼ粥・ミキサー）。
右：全粥誤嚥後、発声により誤嚥物喀出を認める（不顕性誤嚥）。

用語4　間接訓練
24ページ「臨床のヒント」参照。

用語5　開口訓練
24ページ「臨床のヒント」参照。

用語6　シルベスター法（腕上げ深呼吸）
呼吸リハビリテーションの一つ。息を吸うときに両腕を挙げ、息を吐くときに両腕を下げ、胸郭を広げることで1回換気量を増加させる。

用語7　頸部ROM訓練
頸部の可動域（Range of Motion; ROM）を広げる訓練。左右の傾斜および回旋、前後の傾斜等を徒手的に介助して行う。

用語8　口腔衛生管理
25ページ「臨床のヒント」参照。

STEP3　　診療方針の立案

　食事形態はミキサー食のままとし経口摂取継続。咀嚼訓練としてえびせん摂取を施設の言語聴覚士に依頼した。また、施設ケアワーカーには不顕性誤嚥の対応として食後に声出し、咳払いを促すよう指導した。

　間接訓練[用語4]としては、舌骨上筋群の強化のための開口訓練[用語5]、呼吸リハビリテーションとしてシルベスター法（腕上げ深呼吸）[用語6]、口唇頬部のストレッチ、頸部ROM訓練[用語7]を施設言語聴覚士に依頼した。

　月1回程度の頻度で訓練効果の評価を行い、適宜食形態を再検討した。さらに施設管理栄養士と相談し、退所後の食事についても検討していった。

　口腔衛生管理[用語8]としては月に2回程度、当院の歯科衛生士によるセルフケア指導を行った。

　一般歯科治療として歯科医師による義歯製作（補綴治療）を行った。

治療計画

1 口腔衛生管理のマネジメント（本人に指導）

2 上顎の新義歯製作

3 摂食嚥下リハビリテーション（施設言語聴覚士と協働による）

4 嚥下内視鏡による客観的評価に基づいた段階的食形態調整
　　（施設管理栄養士との協働による）

治療経過

［初診～1ヵ月］

初診時に多職種でのNSTカンファレンス[用語9]を行い、それぞれの職種がどのように関われるか話し合いを行った（**図4**）。訓練継続により、全粥、キザミ、トロミ食も誤嚥なく摂取可能となった。

［2～9ヵ月］

義歯完成後もしばらく咀嚼訓練を継続した。前歯部を中心に噛む癖がついていたため、えびせんを使用して臼歯部で噛む訓練をするよう施設言語聴覚士に指導した。咀嚼訓練継続後、嚥下内視鏡検査を行ったところ、軟飯・軟菜食の摂取が可能となった（**図5、6**）。口腔のケアに関しては、セルフケアが向上し歯間部のプラークの残存は減少した。

［10ヵ月目～］

訓練継続後も水分誤嚥が残存していた。在宅復帰を目指すうえで、日中独居であったため、食事調整がハードルとなっていたが、管理栄養士によるトロミづけの指導によって自立でトロミ水の準備が可能となった（**図7**）。また、形態調整食の用意に関しては、管理栄養士が患者宅近隣の宅配弁当サービスを探し出し、嚥下内視鏡検査時に合わせて購入し安全性を確認した。自宅でも安心して形態調整食を摂取できる環境をセッティングできた（**図8**）。

初診から約1年後、（2017年4月）、退所となった。退所後のフォローアップは、同施設のデイサービスを週3回利用するため、引き続き同施設の管理栄養士が行うこととなった。

用語9 NSTカンファレンス

NSTは栄養支援チーム（Nutrition Support Team）のことであり、医師、歯科医師、管理栄養士、言語聴覚士、薬剤師、看護師など多職種で編成され、基本的医療である栄養マネジメントを行う。定期的に症例についてのカンファレンスを行い、栄養状態の把握や栄養経路の決定をする。

図4　施設職員とのNSTカンファレンス

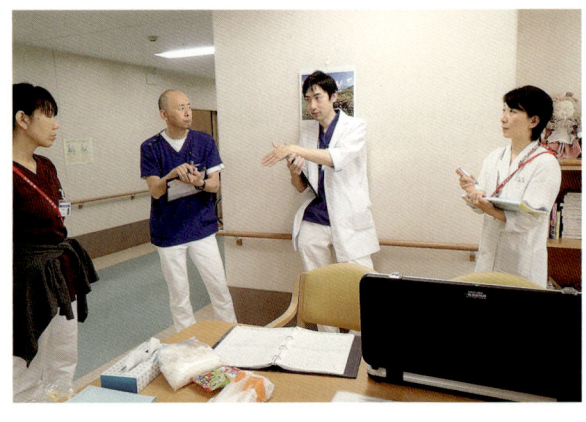

左から、看護師長、言語聴覚士、歯科医師、管理栄養士。

図5　退所前評価時の検査食

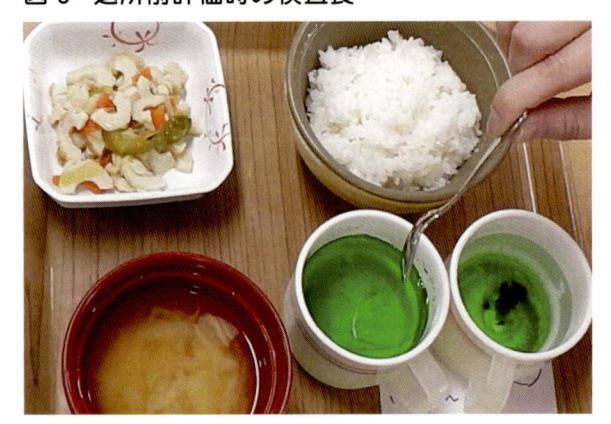

軟飯、軟菜食、水分（中間のトロミ[用語10]）。

図6　退所前の嚥下内視鏡検査所見

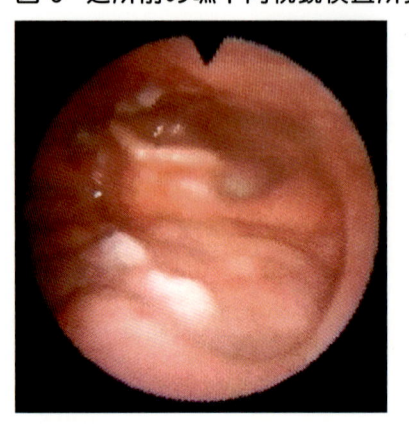

軟飯摂取後も咽頭残留は少量あった。

用語10 中間のトロミ

嚥下反射遅延への対応として水分に増粘剤を混和させたものを「トロミ水」と呼ぶ。それまでトロミ水の濃さには明確な基準がなかったが、『日本摂食嚥下リハビリテーション学会嚥下調整食分類2013』によって、「薄いトロミ」「中間のトロミ」「濃いトロミ」に分類された。中間のトロミの性状は「スプーンを傾けるととろとろと流れる」程度。粘度は150～300mPa・s。

図7 トロミづけの指導

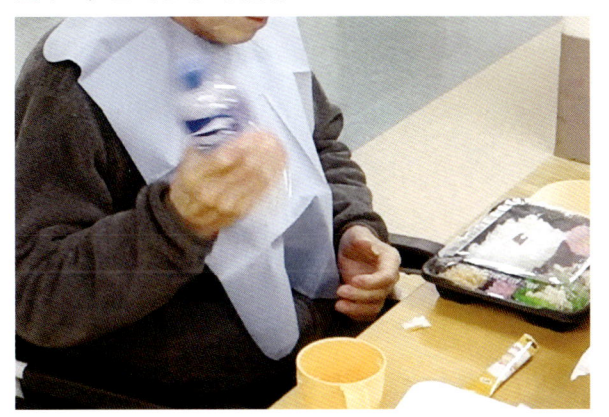

ペットボトルを利用して自立でのトロミづけを指導。

図8 宅配の介護弁当

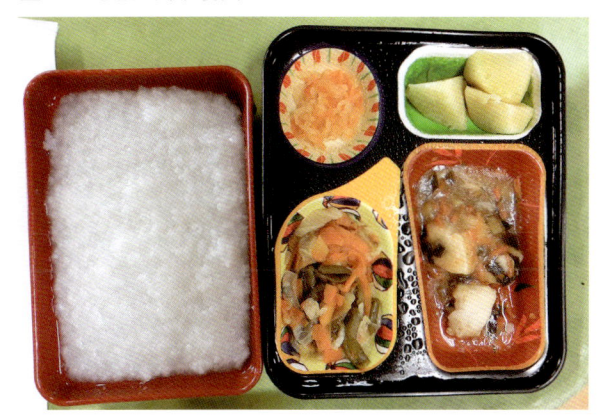

管理栄養士が地元の業者を探し出し、検査に合わせ購入した。

臨床のヒント 01

むせたらすぐにトロミ？ 禁食？
―専門家による適切な評価による食形態調整を―

飯田貴俊

最近は、摂食嚥下障害になって「トロミを知りません」という患者はかなり減っている。むせこみなどの症状が出たら、まずはトロミを勧められる。そしてトロミ水でむせこみなどの症状が消失したら、その後はずっとそのトロミが継続される場合も多々ある。トロミは、基本的に風味を損ねる傾向にある。つまりトロミの濃度が薄い方が味が悪くならないということである。施設や病院では安全性のみが優先され、過度に濃いトロミ水を飲んでいる方がいる。すると水がおいしくない→あまり水を飲まない→脱水→脳卒中（再発）→さらに嚥下機能低下、という負の連鎖に陥る場合がある。

食形態にしても、摂食嚥下障害で常食のまま食べている方はあまり見かけなくなったが、一方で過度に安全な食事、本人の機能よりも低すぎる食事が提供されている方をみかける。過度に安全な食事は、必要な咀嚼運動を減らし、使わないことで機能が徐々に低下する「廃用」を招く。さらに現場での嚥下評価は、「むせるか、むせないか」だけの反応で行われている場合が多く、むせない誤嚥（不顕性誤嚥）がある患者は見過ごされている場合もある。むせない誤嚥は誤嚥物が肺から喀出されにくいため、誤嚥性肺炎のリスクが非常に高く危険な病態である。

摂食嚥下時の口腔咽頭部は外からは見えないため、専門家による機能評価（嚥下内視鏡検査、頚部聴診法）に基づいた適切な食事形態調整が重要となる。単にむせない食事を優先するのではなく、少しでも本人が「食べたい」と思える食事に近づけていることが患者のQOL維持向上や、長い目での栄養管理に必要となる。

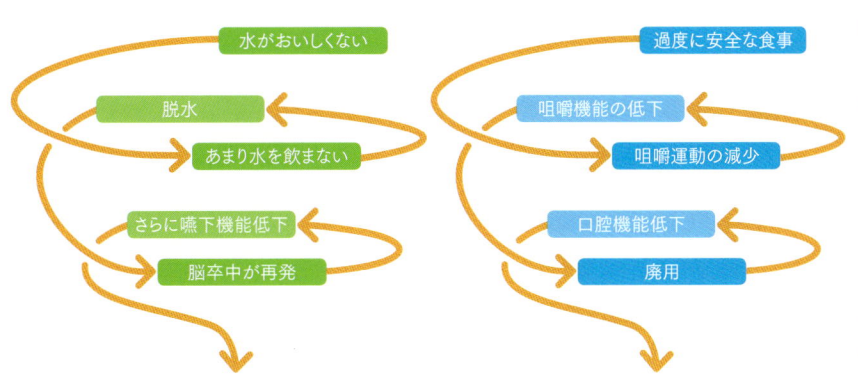

嚥下内視鏡検査とは？ ―正常例と異常例―

原　豪志

　摂食嚥下運動は外部から見えにくいため、問診やスクリーニングテストなどの外部評価では限界がある。一方、摂食嚥下機能の精査に用いられる嚥下内視鏡検査は、経鼻的に内視鏡を挿入し、摂食中の口腔・咽頭を観察することが可能である。患者が日常的に摂取している飲食物を検査食として用いることが可能であり、その飲食物の誤嚥や咽頭残留の程度を評価し、適切な食形態の決定に役立てることが検査の目的の一つとなる。

　嚥下中は粘膜が内視鏡先端に接触するため視野が失われるが、嚥下前・嚥下後の誤嚥の検出が可能であり、食物の咀嚼の程度も中咽頭領域にて観察が可能である。その他の利点としては、携帯性の高さが挙げられる。そのため病院の検査室だけでなく、在宅で療養する患者宅に訪問しての検査が可能である。しかし、検査中に不快感があることや、嚥下中の所見や口腔・食道が観察できない、などの問題点がある。

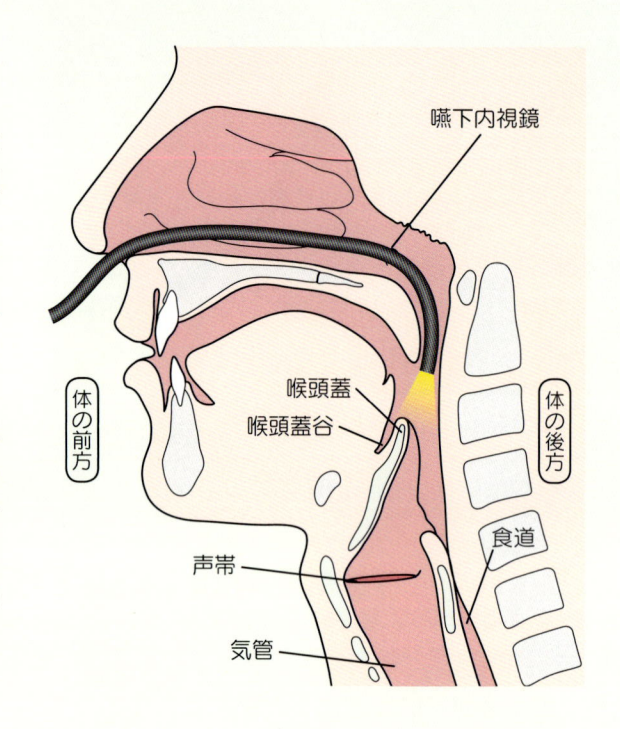

嚥下内視鏡

体の前方

喉頭蓋
喉頭蓋谷

体の後方

声帯

食道

気管

嚥下内視鏡検査の利点と欠点

利点	欠点
検査ユニットが小規模であるためベッドサイドでの検査が可能	検査時に不快感がある
分泌物貯留の状態を観察できる	嚥下反射時の瞬間が観察できない
普段の食事を用いて検査できる	口腔・食道の観察ができない
モニターにて検査所見を共有できる	
被曝がない	

嚥下内視鏡検査で観察される解剖学的構造

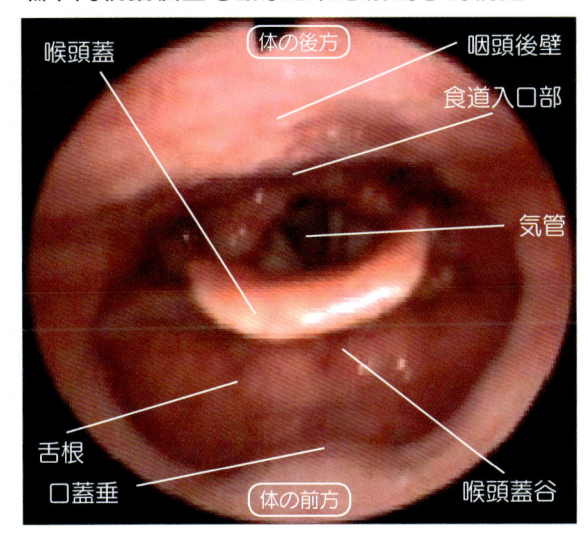

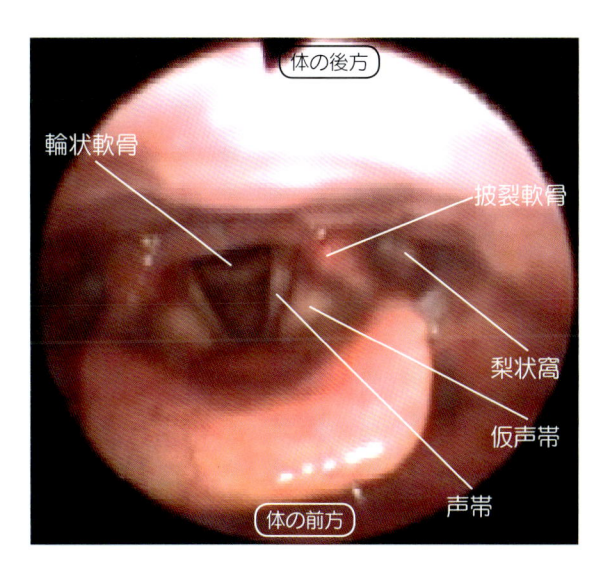

嚥下内視鏡検査で観察される誤嚥

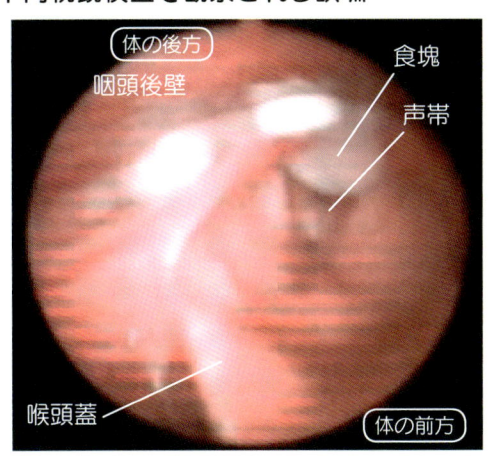

嚥下前。食塊が声帯に達している。

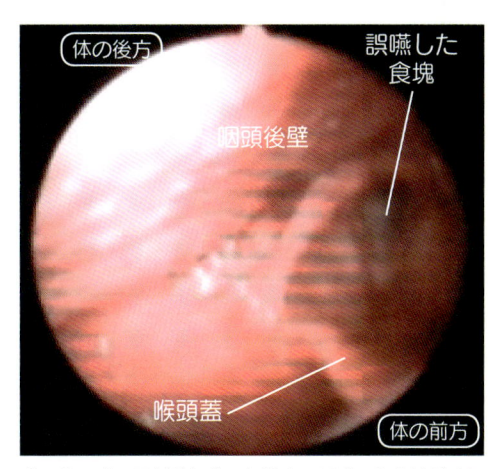

嚥下後。嚥下反射惹起後、気管内に誤嚥した食塊が確認できる。

嚥下内視鏡検査で観察される咽頭残留

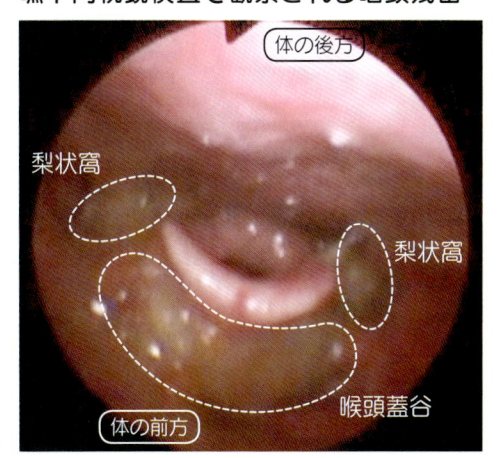

喉頭蓋谷、梨状窩に咽頭残留を認める。

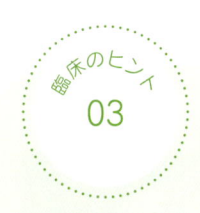
臨床のヒント
03

摂食嚥下訓練とは

原　豪志

　摂食嚥下訓練には食物を用いない「間接訓練」と、食物を使用する「直接訓練」に大別される。

❶間接訓練

　間接訓練は、食物を用いない訓練であるため、安全性が高く直接訓練が不可能な患者から経口摂取を行っている患者まで幅広い適用がある。嚥下反射惹起促進を目的とした「アイスマッサージ」や舌骨上筋の筋力強化訓練である「開口訓練」「頭部挙上訓練」、食道入口部開大不全に対して行う「バルーン拡張訓練」は間接訓練に含まれる。ただし、認知機能に問題がある場合には、施行不可能な訓練もあることに留意する。

　また、在宅や施設で、間接訓練を指導する場合、実施者の多くは家族や施設スタッフ、訪問看護師であることが多い。そのため、摂食嚥下リハビリテーションについて十分な経験を持たない人であっても、簡易的に行える訓練を指導することも重要である。

❷直接訓練

　一方で直接訓練は、嚥下反射惹起が確立された摂食嚥下障害に対して実際に食物を用いて摂食を行う訓練である。誤嚥や窒息のリスクがあるので、医師・歯科医師のもと訓練を開始する。

　訓練実施にあたっては、誤嚥や咽頭残留を防止もしくは軽減できる食物形態の調整、一口量の調整を規定する必要がある。また、リクライニング位や頚部回旋などの姿勢調整や、交互嚥下や顎引き嚥下などの嚥下手技を併用し、安全に直接訓練が行えるように計画する。病状が回復傾向にある場合、患者の状態を見ながら段階的に食物形態の難易度を上げていく。その一方で、在宅や施設で療養している嚥下障害患者やその家族にとっては、少量であっても食物を摂取できることが生きていくうえでの楽しみの一つとなる。たとえば、数口程度のゼリーの摂取であっても本人や家族の生活の質を向上させることは可能である。そのため嚥下障害が重度で機能回復が望みにくい状況であっても、安全面を配慮することはもちろんであるが、家族を含めた患者に関わる医療・介護スタッフと連携を取りながら直接訓練が開始できる条件を探してあげる、というスタンスが重要である。

摂食嚥下訓練の種類	❶間接訓練	❷直接訓練
	●アイスマッサージ 凍らせた綿棒などで舌根部や軟口蓋、前口蓋弓を刺激し、嚥下反射を促すこと。 ●開口訓練 舌骨上筋の筋力強化訓練の一つで、食道入口部開大を改善する。訓練法は、「10秒間最大開口を行い10秒間休む」を5回繰り返すことを1セットとして、1日2セット行う。 ●頭部挙上訓練 舌骨上筋などの喉頭挙上筋の筋力を強化するために行う。仰臥位で肩をつけた状態でつま先を見るようにして頭部を挙上させ、頭部の挙上保持と頭部の反復挙上を行ってもらう。 ●バルーン拡張訓練 バルーンカテーテルを食道内に挿入しバルーンに空気を入れて、機械的に食道入口部を拡張する方法。 など	●食物を用いて摂食を行う訓練

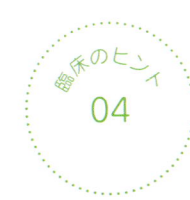

昨今、よく用いられる「口腔健康管理」とは

町田麗子

　口腔が健康であるためには、口腔内が清潔であること、また口腔やその周囲組織が十分に動きその機能を維持していることの2点が重要となる。「口腔健康管理」とは、「❶口腔衛生管理」と「❷口腔機能管理」の概念をともに含む学術用語である。

　❶、❷ともにセルフケア、コミュニティケアおよびプロフェッショナルケアを含む総称である。

　なお、「口腔ケア」は、口腔環境と口腔機能の維持・改善を目的としたすべての行為を指す一般用語である。

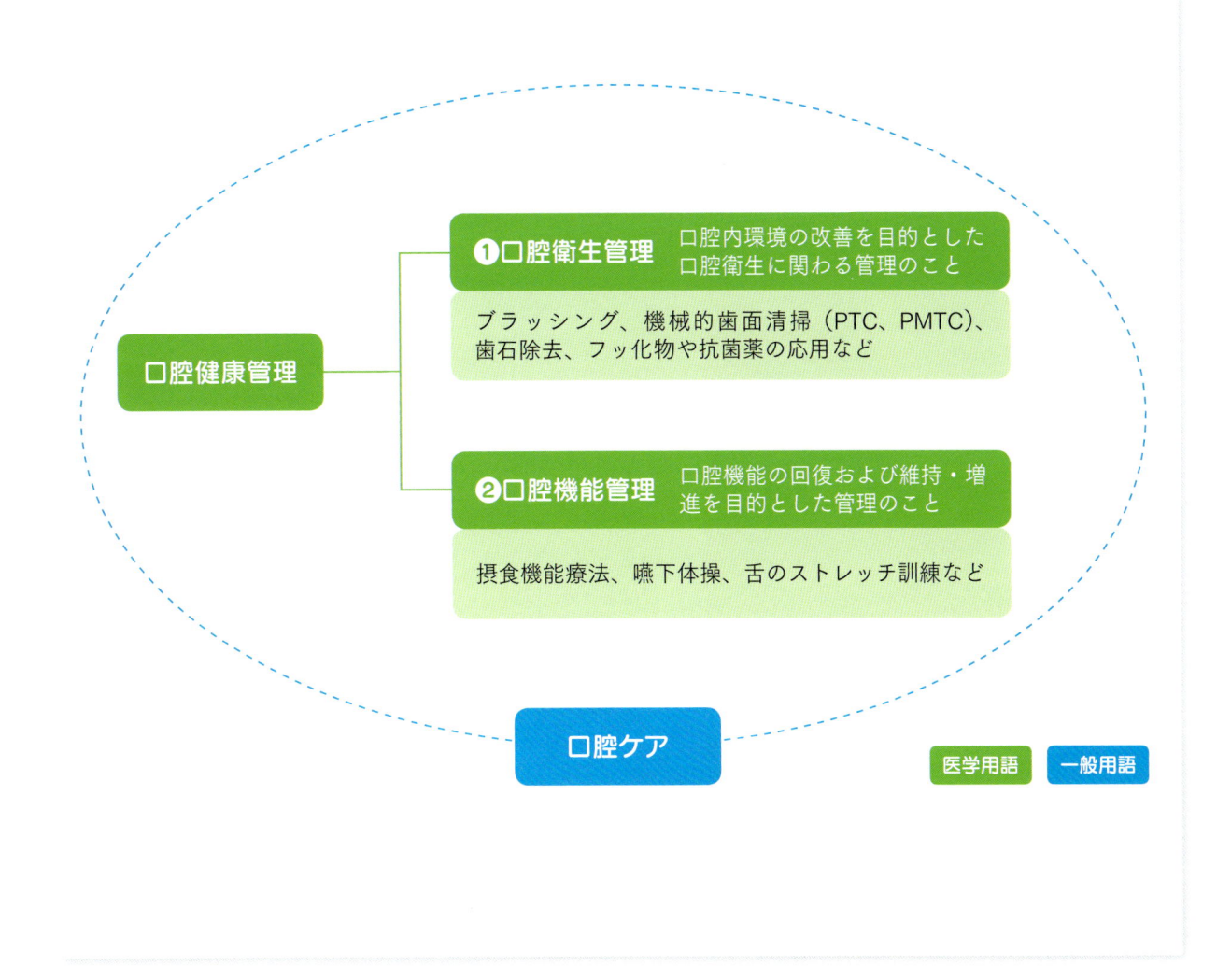

「ひ孫に会いたい」を目標に、高齢患者を支援した症例

患者DATA

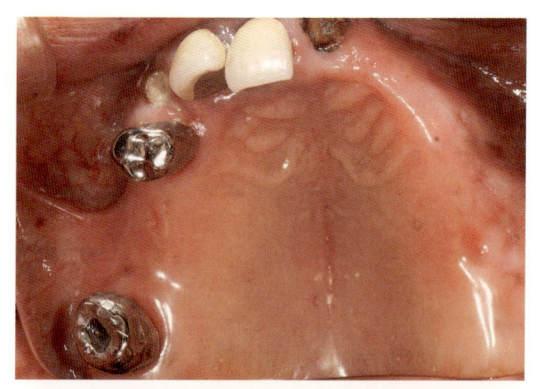
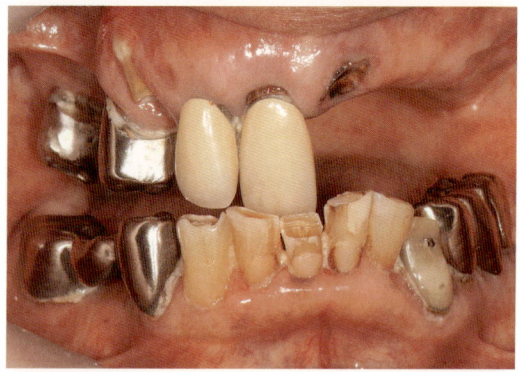
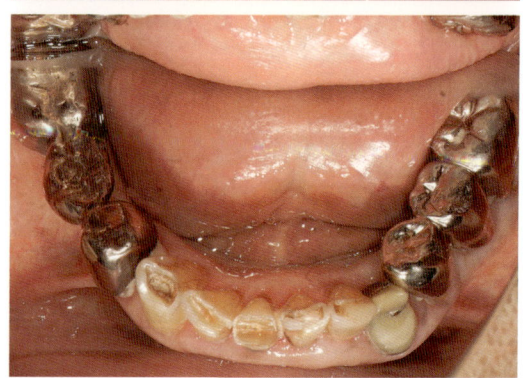

初診時の口腔内。

初診時：97歳

性別：男性

主訴、依頼内容：誤嚥性肺炎を繰り返しているので、「安全に食べられるようにしてほしい」と患者家族が希望。

訪問現場：居宅

Ⓐ 初診時の問題点

　左大腿骨頸部骨折で入院し手術を行い、術後はリハビリテーション病院へ転院となった。しかし入院中にノロウィルスに感染し、思うようにリハビリテーションは進まなかった。退院時も誤嚥性肺炎の懸念があったが在宅生活が始まった。

　義歯は入院中に他院の訪問歯科診療により義歯を製作するも、適合が悪いため新規製作が必要となった。

Ⓑ 既往歴

- 左大腿骨頸部骨折（2012年10月）
- 心房細動
- 心不全
- 胃潰瘍
- 骨粗鬆症（2012年10月）
- 難聴（2013年10月）

症例報告者ＤＡＴＡ

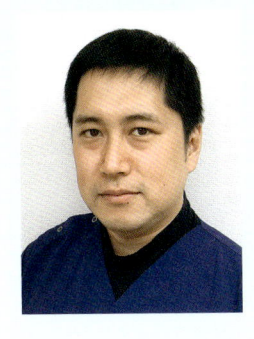

横山雄士
（横山歯科医院）

歯科医師歴：15年
訪問診療歴：10年
月間の訪問延べ人数：80人
訪問時間帯：適宜
訪問スタッフの構成：歯科医師 1 名、歯科衛生士 2 名、管理栄養士 1 名
歯科衛生士の訪問診療歴：8 年
訪問時の主な対応：口腔のケア、義歯調整、義歯製作、保存処置、抜歯、摂食嚥下リハビリテーション、ターミナルケア、重症心身障害児のケア
訪問時の設備：切削機具（エンジン、タービン）、バイタルサイン測定機器（血圧計、パルスオキシメーター、体温計）、口腔内カメラ、ポータブルレントゲン

Ⓒ 服用薬
- グラケー®カプセル15mg
  ［骨粗鬆症治療用ビタミンK₂剤］
- ワンアルファ®錠0.5ug
  ［活性型ビタミンD₃製剤］
- プルゼニド®錠12mg［緩下剤］
- ガスター®D錠20mg［消化器官用薬］
- アルサルミン®細粒90%
  ［胃炎・消化性潰瘍治療剤］
- ラコール®NF 配合経腸用液
  ［経腸栄養剤（経管・経口両用）］

Ⓓ 栄養状態
経口

Ⓔ 介護度
要介護 4

Ⓕ 家族構成
娘夫婦（同居）

Ⓖ ADL
- 立ち上がり、歩行は一部介助で行う。
- トイレはポータブルトイレを利用している。
- 難聴であるが、補聴器により会話は可能。
- 認知症はない。
- 食事は部分介助（経口量が減っているため体重が減少している）。

Ⓗ 口腔衛生管理状況
口腔衛生状態：残存歯・義歯ともに清掃不良。
ケアの自立度と清掃状況：患者本人による口腔清掃では不十分であり、介助者がケアをしている。

CASE 02

「診療方針の立案」までの3ステップ

STEP1　訪問の依頼〜医療（介護）情報の収集と分析

　今後の口腔管理における緊急事対応なども含めて、訪問歯科診療に際しての照会状を作成し、在宅主治医（形成外科医）から情報提供を得た。

　現在、右大腿骨頚部骨折に対する手術（人工骨頭置換術後）そのものは経過良好であるが、入院中のリハビリテーションが十分ではなく、今後は訪問によるリハビリテーションの介入が必要と思われた。また、起立性低血圧の問題があった。

　食事中にむせることはあるが、入院中に嚥下機能評価をされていないため評価が必要であった。胃ろう造設については、本人が高齢のため、娘が悩まれていた。

STEP2　診断

- ●身長155cm　　●体重48.5kg　　●体温36.9℃　　●SpO₂ 94%
- ●脈拍63回/分、不整脈あり　　●便秘なし　　●出血傾向なし
- ●歯科治療歴あり　　●治療時の異常なし　　●アレルギーなし
- ●顔面や口腔内の麻痺なし　　●咽頭反射遅延あり　　●鼻咽腔閉鎖良好
- ●口唇・舌・顎運動の異常なし　　●ブクブク・ガラガラともに含嗽可能
- ●歯式

		残根		残根	
7		4 3 2 1		1	
⑥	④ 3 2 1		1 2 3 4 5 6		

ブリッジ

- ●義歯使用（不適合）　　●口腔粘膜異常なし　　●口腔乾燥あり　　●口臭なし
- ●摂食嚥下機能評価

　義歯不適合による咀嚼障害があるが、嚥下内視鏡検査を行った結果、先行期[用語1]から咽頭期[用語2]までの一連の機能は維持されていた。しかし嚥下反射の遅延により水分の誤嚥が認められ、水分にはトロミ調整が必要であることがわかった。咽頭残留もみられるため、ゼリーによる交互嚥下[用語3]、また追加嚥下[用語4]の指示を行った。

用語1　先行期
53ページ「臨床のヒント」参照。

用語2　咽頭期
53ページ「臨床のヒント」参照。

用語3　交互嚥下
嚥下後に生じた咽頭残留除去を目的として、物性の異なる食物（ゼリーやトロミのついた水など）を嚥下してもらうこと。

用語4　追加嚥下
嚥下後の咽頭残留除去のために唾液嚥下を何回か行うこと。嚥下が起こりにくい場合は、アイスマッサージなどを行い嚥下を促すとよい。

STEP3　診療方針の立案

　食事中にむせることが多いため栄養摂取方法を検討し、毎日の食事が安全に摂取できるよう姿勢や一口量、食形態や水分のトロミ濃度を統一する。

　口腔のケアはデイサービス先など居宅以外でも、またどの介護士でも一定のレベルが担保されるよう情報の共有を行う。これらの取り組みによって、誤嚥性肺炎で繰り返している入院を未然に防ぐ。その後、義歯製作や歯周治療を進めていく。残根は抜歯適応と考えられるが、年齢も考慮して行わない。

　本症例は患者が高齢であり、かつ介護している家族の生活にも配慮が必要である。患者および家族の負担が少なくなるように診療方針を立案した。

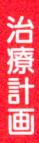

治療計画

1 食事環境のマネジメント

2 口腔のケア方法の統一

3 義歯製作

4 摂食嚥下リハビリテーション

CASE
02

[初診～1ヵ月]

安全な食形態・姿勢などについて、写真を使用した資料を作成し（**図1**）、多職種と情報共有を図った。口腔のケアの指導は、多職種が集まるのが難しいため、印刷した口腔内写真を使用し行った（**図2**）。上顎前歯は動揺しているため、注意して口腔のケアをするよう指導した。

図1　食事姿勢や食形態に関しての、多職種へ提供する資料

身体がベッドからずり落ちているので、一度ベッドを倒して身体の位置を補整してから枕のポジションを調整する。

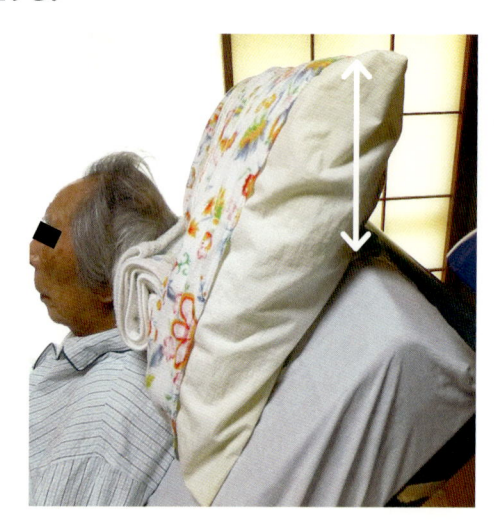

顎が上がらないようにタオルを頭に入れる。

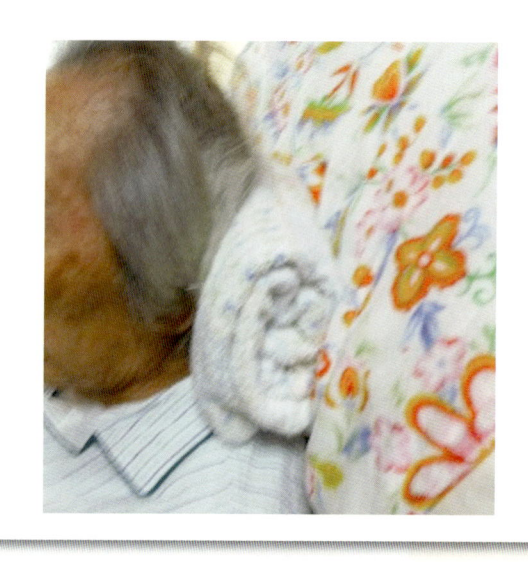

体調のよいときは、自食しやすいようベッドのリクライニングを起こす。体調が悪く、介助によって経口摂取する場合は、リクライニングを40度に設定。

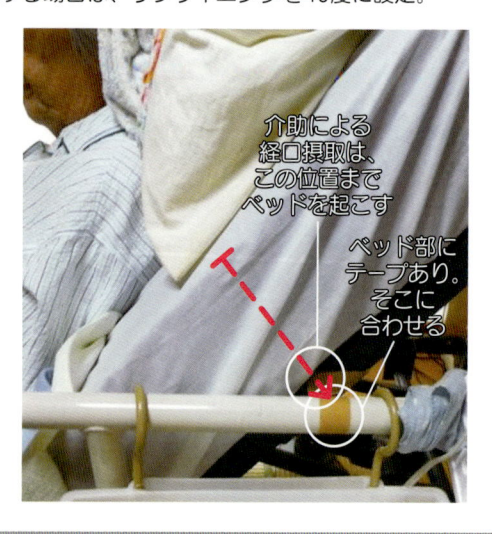

一口量が多くならないように、写真と同じスプーンを使用し、写真の量を参考にしてください。

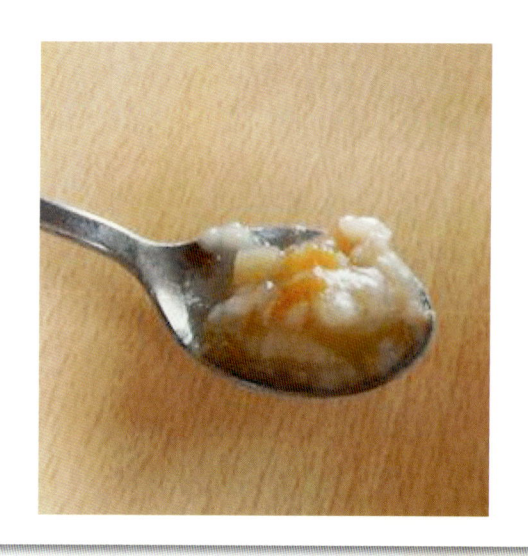

ラミネートフィルムで加工した説明資料を作成。食事時に毎回確認できるようにベッドの横に配置した。

[1～2ヵ月]

　義歯を製作し(図3)、咀嚼して食べられるようになった。義歯を入れることにより前歯の動揺が減少し、抜歯を避けることができた。

[3ヵ月目]

　在宅主治医に対し、現在の嚥下機能について情報提供を行った。主治医から当院の管理栄養士に指示書を交付してもらい、管理栄養士

図2　口腔のケアに関しての、多職種へ提供する資料

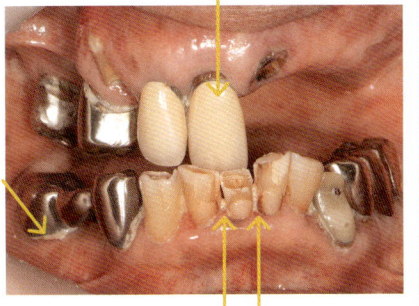

動いていますので注意してください

歯と歯肉の境を歯ブラシで磨いてください

歯間ブラシでケアしてください

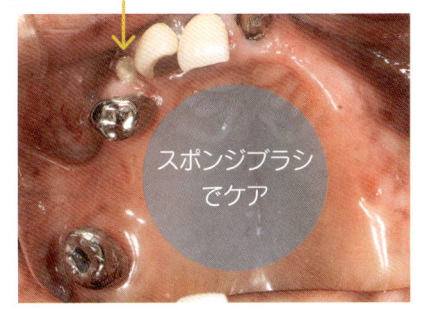

根っこの部分も歯ブラシで磨いてください

スポンジブラシでケア

口蓋(上の顎)もきれいにしてください

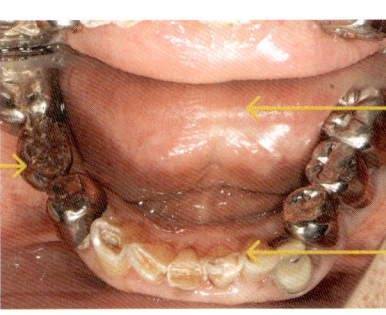

かぶせ物の下に隙間がありますので、そこを清掃してください

舌の上、粘膜もきれいにしてください

舌側も磨いてください

口腔内写真に、口腔のケアのポイントを記載し、多職種へ情報提供を行った。

図3　新義歯

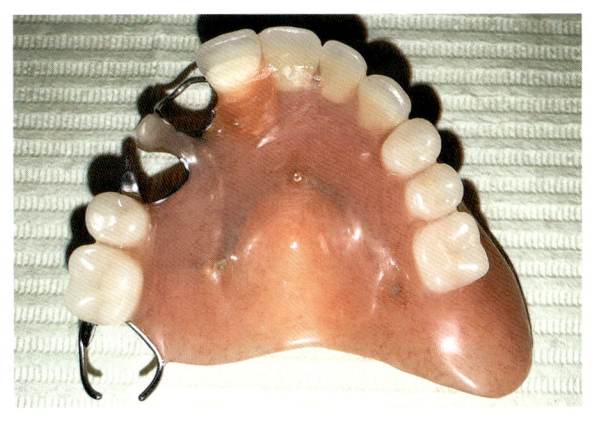

全身状態を考慮し、抜歯は行わず残根上義歯を製作。

が家族に対して調理指導を行った。調理方法が難しいと毎日の食事にむらができてしまうため、実際に患者宅のキッチンで簡便な調理方法を指導した（**図4**）。

［8ヵ月目］

春が訪れ、ひ孫も無事に生まれ、家族と一緒にお花見を楽しむことができた（**図5**）。

現在103歳（2018年11月現在）であるが、元気に過ごされている。

本症例は患者が超高齢のため、評価のために嚥下内視鏡検査まで行う必要があるのか疑問に感じるかもしれない。往々にして、われわれ医療者は患者を年齢や検査結果の数値だけで判断してしまう傾向にあり、それぞれの患者が固有に保持する力を軽視してはいないだろうか。

集団から得られた「一般論としてのエビデンス」だけでなく、人間一人一人の持つ「多様な物語（ナラティブ）」に合わせた在宅診療が重要であると筆者は考える。

図4　管理栄養士による家族への調理指導

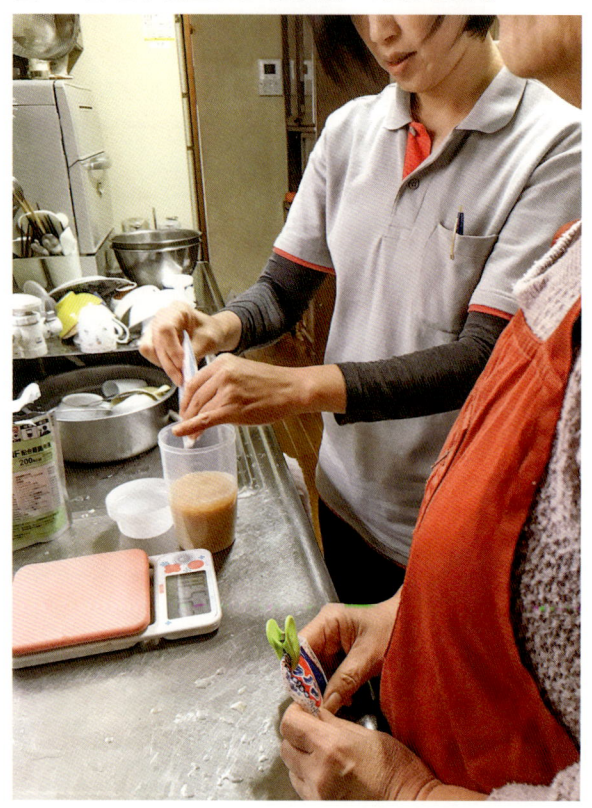

家族の負担を考え、シェイカーを使用して栄養剤を半固形化にする指導を行っている。

図5　初診から8ヵ月後の患者の状態

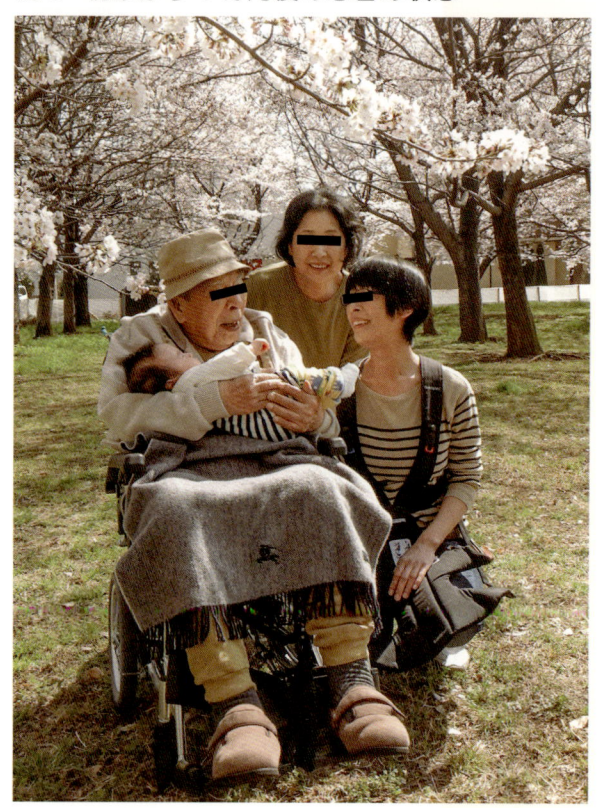

ひ孫と4世代一緒の記念写真。

介護している家族にも配慮した関わりを

横山雄士

　納得のいく最期を迎えられるよう、少しでも口から食べさせてあげたいと患者の家族から依頼されることがある。しかしこれは、従来の歯科が行っていた口腔の形態回復や機能回復とはやや異なる診療だと思う。筆者は、以下のような点に注意しながら支援を行っている。

❶本人や家族が、どのような最期を望んでいるか（意思決定）を知る

❷初診の場合は、家の中を見渡し、壁にかかっている賞状や家族写真など、家の中の環境から患者の人生や価値観を推察し、支援の参考にする

❸介護している家族も老老介護や介護生活で苦労している場合が多い。こちらからの提案にどのような表情や発言をするか、反応を確認しながら進めていく

　在宅では患者とその家族に寄り添い、想いや死生観、生活の環境を十分にふまえたうえで関わっていく必要がある。特に「食」に対する意識や想いは人それぞれ違うため、患者や家族の価値観と、医療の方向性に齟齬を生じないよう、うまく調整することが重要と考える。

ベッドでポジションが悪いときの治し方
─安全な食事が摂れる環境作りを─

横山雄士

　子どものころ、食事中に「姿勢を正しなさい!」と叱られたことはないだろうか? 私たち歯科医師は患者の食事を観察するときに、どうしても口と喉ばかりに目がいきがち。しかし、安全に食事を食べるには、まず姿勢を整えることが大切。その手順を以下に示す。

　無理なく安全に食事を摂るには、ベッド上であっても正しい姿勢で食べることが重要である。そのうえで、さまざまな環境調整を行っていくのがよい。

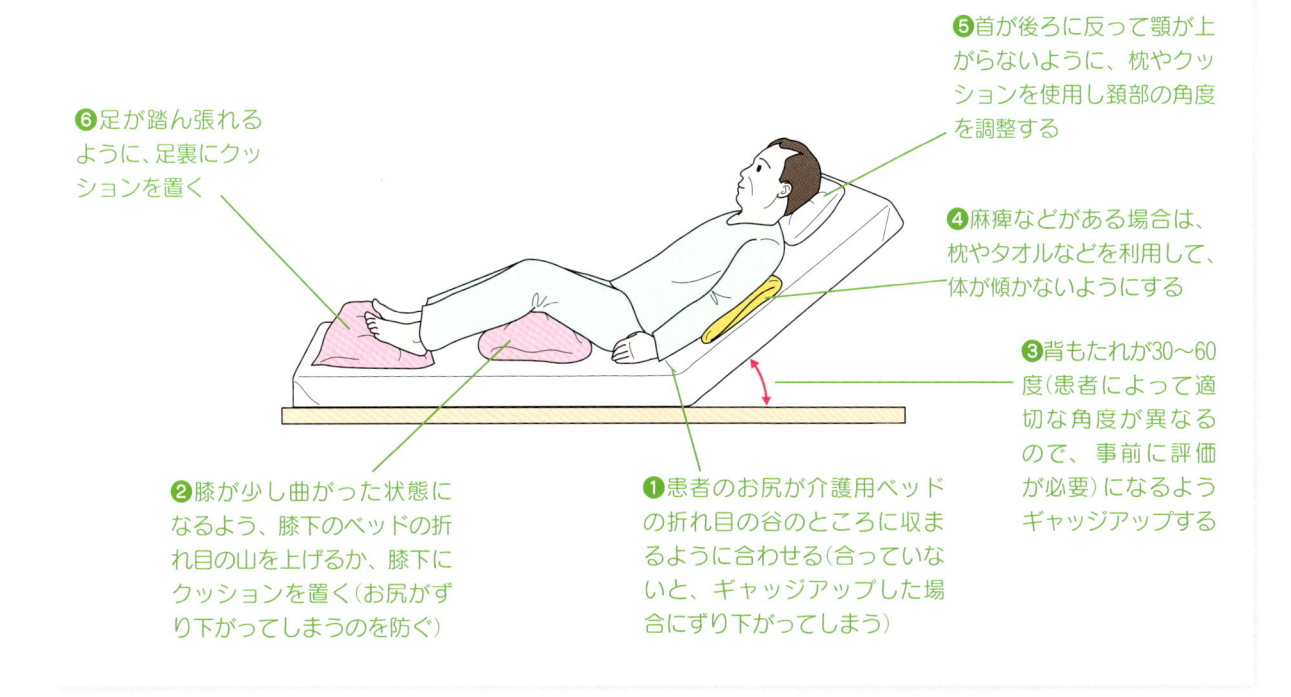

❻足が踏ん張れるように、足裏にクッションを置く

❺首が後ろに反って顎が上がらないように、枕やクッションを使用し頸部の角度を調整する

❹麻痺などがある場合は、枕やタオルなどを利用して、体が傾かないようにする

❸背もたれが30〜60度（患者によって適切な角度が異なるので、事前に評価が必要）になるようにギャッジアップする

❷膝が少し曲がった状態になるよう、膝下のベッドの折れ目の山を上げるか、膝下にクッションを置く（お尻がずり下がってしまうのを防ぐ）

❶患者のお尻が介護用ベッドの折れ目の谷のところに収まるように合わせる（合っていないと、ギャッジアップした場合にずり下がってしまう）

低栄養からサルコペニアが進行し摂食嚥下障害をきたした症例

患者DATA

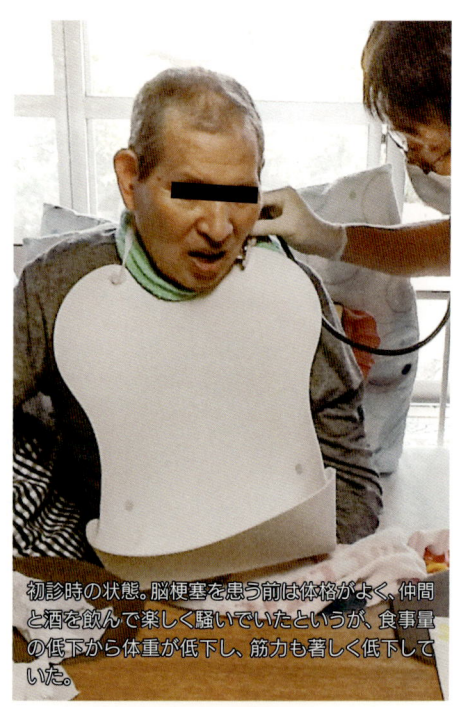

初診時の状態。脳梗塞を患う前は体格がよく、仲間と酒を飲んで楽しく騒いでいたというが、食事量の低下から体重が低下し、筋力も著しく低下していた。

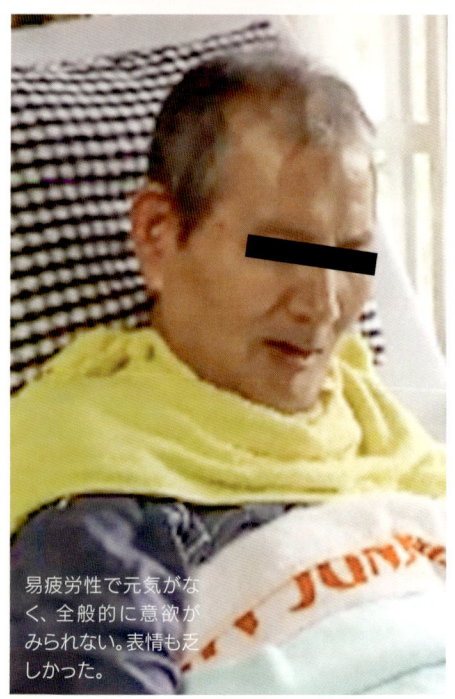

易疲労性で元気がなく、全般的に意欲がみられない。表情も乏しかった。

初診時：66歳

性別：男性

主訴、依頼内容：「入れ歯が合わず、うまく食べられない」と患者本人が希望。

訪問現場：居宅

Ⓐ 初診時の問題点

　初診日2012年6月7日。脳梗塞後遺症のためベッド上生活。上下総義歯（無歯顎）。下顎義歯がやや不適合で、食事中に浮き上がってくるとのこと。最近数ヵ月で徐々に食事量が減少し、それにともなって体重も減少（2012年4月時点で体重64kg、同年7月には54.4kg。4ヵ月間で15%の体重減）。病気になる前は快活な性格だったというが、易疲労性で元気がなく、表情も暗かった。

　食事内容は全粥、おかずはキザミもしくはペースト。水分はトロミなしで摂取していた。固形物および液体でときどきむせがある。食事量は5〜8割程度。唾液によるむせがあり、つねに喀痰をティッシュペーパーで拭いながら生活している状態であった。

Ⓑ 既往歴

- 脳梗塞（2009年3月、2012年5月）
- 誤嚥性肺炎（2010年7月、2012年6月）
- 症候性てんかん（2012年5月）
- 右総腸骨動脈瘤（2009年3月）
- 腹部大動脈瘤（2009年12月）
- 深部静脈血栓症（2009年3月）
- 狭心症（2009年12月）

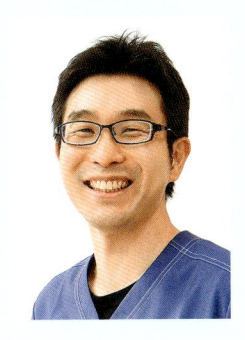

渡部　守
（まもる歯科）

歯科医師歴：16年
訪問診療歴：16年
月間の訪問延べ人数：50人
訪問時間帯：木曜日
訪問スタッフの構成：歯科医師1名、歯科衛生士2〜3名、歯科助手1名
歯科衛生士の訪問診療歴：1〜12年
訪問時の主な対応：口腔のケア、義歯調整、義歯製作、保存処置、抜歯、摂食嚥下リハビリテーション
訪問時の設備：切削機具（エンジン、タービン）、バイタルサイン測定機器（血圧計、パルスオキシメーター、体温計）、吸引器、嚥下内視鏡、デジタルレントゲン

Ⓒ 服用薬

- バイアスピリン® 錠100mg［抗血小板剤］
- エクセグラン® 散20%［抗てんかん剤］
- ムコサール® ドライシロップ1.5%
  ［気道潤滑去痰剤］

Ⓓ 栄養状態

経口

Ⓔ 介護度

要介護4

Ⓕ 家族構成

妻（同居）

Ⓖ ADL

用語1 障害高齢者の日常生活自立度
高齢者の日常生活自立度を表す指標。ランクJを自立、ランクAを準寝たきり、ランクBおよびCを寝たきりとしている。

- 障害高齢者の日常生活自立度[用語1]B1。
- 左半身麻痺。
- 移動は車椅子で、全介助。
- 移乗は全介助。
- 食事はベッド上で基本的には自立だが、食欲不振のため一部介助されている。90度の座位は可能。

Ⓗ 口腔衛生管理状況

口腔衛生状態：無歯顎であるが、歯肉頬移行部には食物残渣がある。義歯の清掃はやや不十分。

ケアの自立度と清掃状況：口腔清掃は自力でうがい。義歯の洗浄等は妻が行っている。

CASE
03

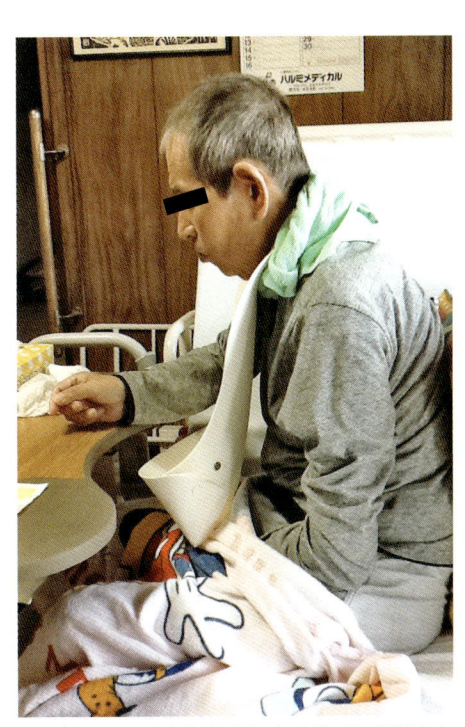

ベッド上での90度座位は可能であるが、易疲労性のため長時間の姿勢保持は困難。左半身麻痺のため、食事は右手を使って摂取可能。ただし食事後半は介助を要するとのことであった。

「診療方針の立案」までの 3 ステップ

STEP1 訪問の依頼～医療（介護）情報の収集と分析

患者の主訴である義歯不適合は実際に存在したが、食事量の低下が義歯不適合によるものとは考えにくく、摂食嚥下障害による食事時間の延長に加え、むせ込みにより食事中に疲労してしまうことがより強く影響していると思われた。

また、低栄養からサルコペニア[用語2]を発症し、それによってさらに摂食嚥下機能が低下する悪循環に陥っていることが疑われた(**図1**)。

ケアマネジャーと連携し、主治医に嚥下機能評価の必要性を伝えたところ了承が得られ、また血液検査所見を確認した(**図2**)。

初診から約 2 週間後（2012年 6 月）に嚥下内視鏡検査を施行した。

用語 2 サルコペニア
加齢や疾患によって生じる、骨格筋量および筋機能の低下（骨格筋力または身体能力の低下）を特徴とする症候群。

図1 低栄養の悪循環

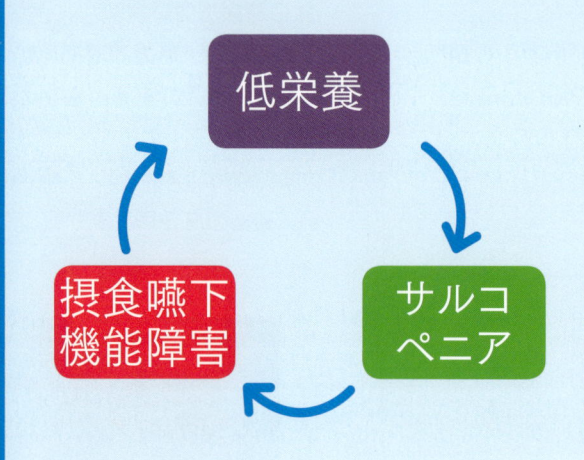

低栄養がサルコペニアを引き起こし、摂食嚥下に関連する筋肉も衰え、さらに低栄養が進む悪循環。これを断ち切るには、まず栄養状態の改善が必要と考えた。

図2 血液検査所見（主要なもののみ抜粋）

検査項目	数値	
白血球数(WBC)	6.78×10^3/uL	
赤血球数(RBC)	436×10^4/uL	
ヘモグロビン量(Hb)	12.8g/dL	Low
ヘマトクリット値(Ht)	38.3%	Low
平均赤血球容積(MCV)	87.8fL	
平均赤血球ヘモグロビン量(MCH)	29.4pg	
平均赤血球ヘモグロビン濃度(MCHC)	33.4%	
血小板数(PLT)	19.4×10^4/uL	
プロトロンビン時間国際標準比(PT-INR)	3.38	High
総タンパク(T-P)	6.7g/dL	
アルブミン	3.7g/dL	Low

STEP2　診断

- ●身長 163cm　●体重 54.4kg
- ●血圧 130/85mmHg　●SpO$_2$ 97〜98%
- ●脈拍 63回/分、不整脈なし
- ●出血傾向なし　●歯科治療歴あり
- ●アレルギーなし
- ●口腔内の麻痺は左側と考えられた（図3）
- ●咽頭絞扼反射あり^{用語3}
- ●鼻咽腔閉鎖不全（開鼻声）
- ●ブクブク・ガラガラともに含嗽可能
- ●上下無歯顎、総義歯を使用
- ●下顎義歯不適合（顎堤の吸収により不適合）
- ●口腔粘膜異常なし　●口腔乾燥なし
- ●口臭なし
- ●摂食嚥下機能評価
  - ・舌突出は可だが左側へ変位
  - ・口唇閉鎖、口角引きは可
  - ・喉頭挙上は可　・RSST 2回/30秒
  - ・頚部聴診^{用語4}にて嚥下音は弱く、嚥下後呼気は湿性音。ときおり唾液によるむせもある。
  - ・頚部は運動可
  - ・嚥下内視鏡検査を患者が通常摂取している食事にて施行（図4、5）。嚥下反射の惹起遅延、少量の喉頭侵入および嚥下後誤嚥、両側の喉頭蓋谷および梨状窩^{用語5}に多量の残留を認めた。また液体（トロミなし）でも喉頭侵入および誤嚥が強く疑われた（図6）。

用語3　咽頭絞扼反射

舌根や咽頭を刺激することにより誘発される嘔気をともなう反射で、「催吐反射」とも呼ばれる。求心路は舌咽神経で、遠心路は、舌下神経、迷走神経である。嘔吐反射との違いは吐物をともなわないことである。

用語4　頚部聴診

聴診器で頚部の呼吸音および嚥下音を聴取する嚥下障害のスクリーニング法である。主に咽頭相の嚥下障害を評価する。

用語5　梨状窩

披裂喉頭蓋ヒダと甲状軟骨板との間に存在する溝を「梨状窩」と呼ぶ。咽頭残留の好発部位であり、梨状窩の多量の咽頭残留は嚥下後誤嚥の原因となる。

図3　初診時の舌の状態

地図状舌があるが無症状。舌突出にて舌は左側へ変位。

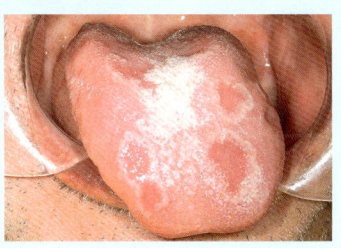

図4　嚥下内視鏡検査の検査食

普段食べている食事を検査食とした。全粥、おかずはキザミ。また卵豆腐やプリンなど軟らかい物。水分はトロミをつけていなかった。

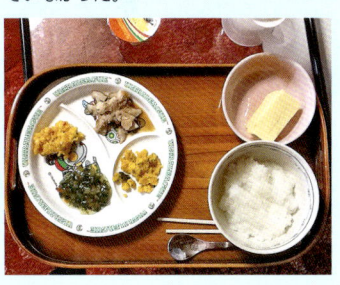

図5　嚥下内視鏡検査時

患者の姿勢を変えたり、嚥下法を試しながら検査をするため、術者や介助者のポジションを変えながら検査を行う。唾液にむせるためつねに痰をティッシュペーパーで拭っているが、そのごみ箱が写真に写りこんでいる。

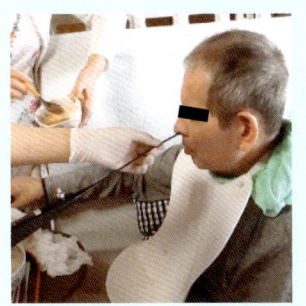

図6　嚥下内視鏡検査所見

嚥下反射の惹起遅延、喉頭侵入および嚥下後誤嚥を認めた。嚥下内視鏡検査動画を編集し、解説のキャプションをつけて主治医等へ情報提供した。

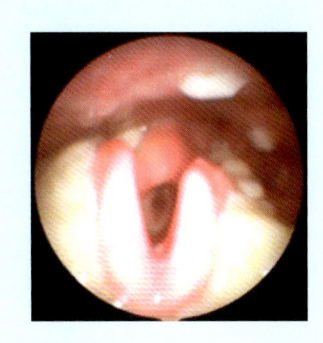

CASE
03

「診療方針の立案」までの3ステップ（つづき）

STEP3　診療方針の立案

　摂食嚥下機能評価から、唾液の不顕性誤嚥[用語6]を含む日常的な誤嚥が強く疑われ、現在の食生活を継続することは困難と考えられた。しかし低栄養からサルコペニアを併発した現状では、摂食嚥下リハビリテーションは適応とならず、まず栄養状態を改善してからさまざまな訓練を行うことが必要であると考えた。

　上下総義歯の不適合については軽度であることから、義歯調整とリラインで十分対応可能と考えられた。

　患者本人はすでに生きる意欲を失い、胃ろう造設には消極的であったが、「これ以上食事中に苦しむ姿を見たくない」という妻の説得もあり、最終的には胃ろう造設に同意した。

　治療計画として、まず患者家族、ケアマネジャー、主治医と連携し、口腔衛生管理[用語7]や義歯調整等の処置を行いながら、胃ろう造設術を行い栄養状態の改善を図ることとした。その後に、摂食嚥下リハビリテーションを開始し、経口摂取への回復を最終的な治療のゴールとした。

　しかしながら、患者のおかれた環境（少子高齢化の進んだ離島であり、医療介護の人的資源が圧倒的に少ない）では、摂食嚥下リハビリテーションの進捗も危ぶまれた。ケアマネジャーと密に連携を取り、それぞれ島内に1事業所ずつしか存在しない訪問看護ステーション・訪問リハビリテーション施設と連携し、また言語聴覚士が在籍し摂食嚥下リハビリテーションを受けられるデイサービスを利用するなど、可能な限り継続的にリハビリテーションを受けられるよう環境整備に配慮を行うこととした。管理栄養士との連携も必要と考えられたが、島内には訪問の栄養士は存在せず、上記の職種の関わりのみとなった。

用語6　不顕性誤嚥

むせや呼吸苦などの、誤嚥に特徴的な兆候をともなわずに生じる誤嚥。「サイレント・アスピレーション」とも言う。

用語7　口腔衛生管理
25ページ「臨床のヒント」参照。

治療計画

1　口腔衛生管理のマネジメント（妻に説明）

2　上下総義歯のリライン

3　医科による胃ろう造設

4　摂食嚥下リハビリテーション、摂食嚥下機能の再評価

治療経過

[初診（2012年6月）〜2週間]

　口腔清掃については、上下無歯顎であることから患者による食後のうがいと、妻にスポンジブラシの使用を指導した。上下顎総義歯（図7）については、義歯調整およびリラインによって早期に改善し、特に問題とはならなかった（図8、9）。主治医と連携して嚥下内視鏡検査を含む摂食嚥下機能評価について了承を得、また内科的な検査結果について確認した。嚥下内視鏡検査の結果を詳細に記載した報告書に、解説つきの嚥下内視鏡検査の動画を添付し、主治医に報告した。医療側としては胃ろう造設で意見が固まった。

[2週目〜5ヵ月]

　患者も胃ろう造設に同意したため、初診から約2ヵ月後に胃ろう造設術が行われた。

　その後も口腔衛生管理および義歯の調整を続けたが、胃ろうからの栄養摂取により全身状態が改善し、体重は3kg増加した。唾液によるむせや湿性呼吸音[用語8]も改善し、表情が明るくなり、

用語8　湿性呼吸音
気道内の水分中を空気が通過し、気泡が破裂することによって生じる異常呼吸音の通称。正式には「粗い断続性副雑音」（水泡音）と呼ばれる。

図7　使用中の義歯

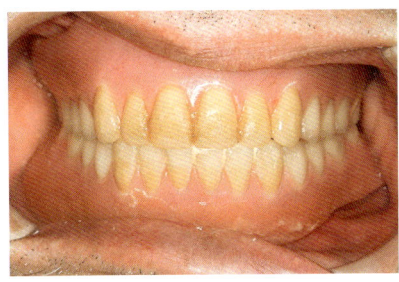

かなり古い義歯であり、若干汚れていたが、咬合関係は特に問題なかった。義歯調整とリラインで十分対応可能と考えられた。

図8　リライン後の上下顎義歯

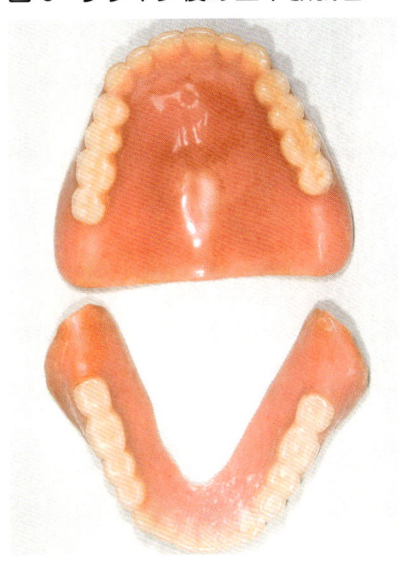
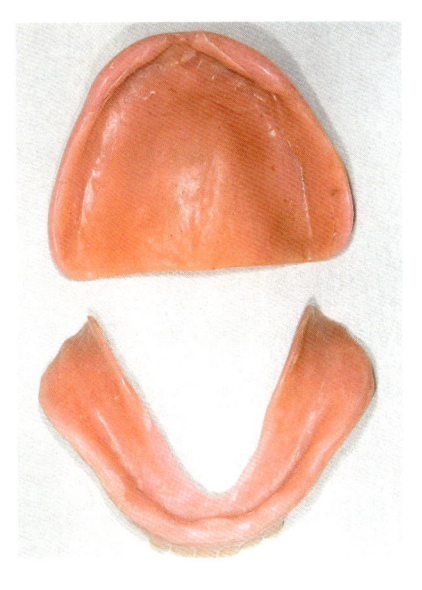

写真は全身状態安定後のもの。

CASE 03

図9　顎堤の状態

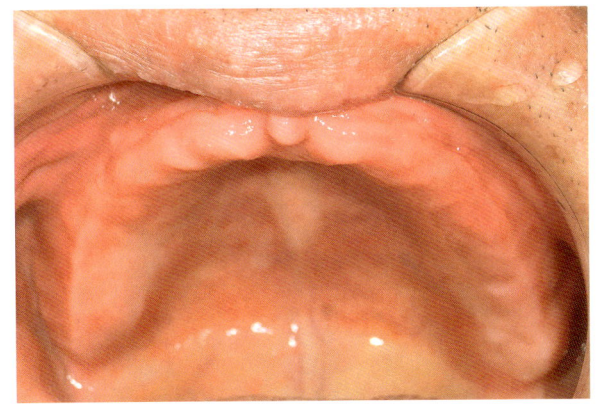
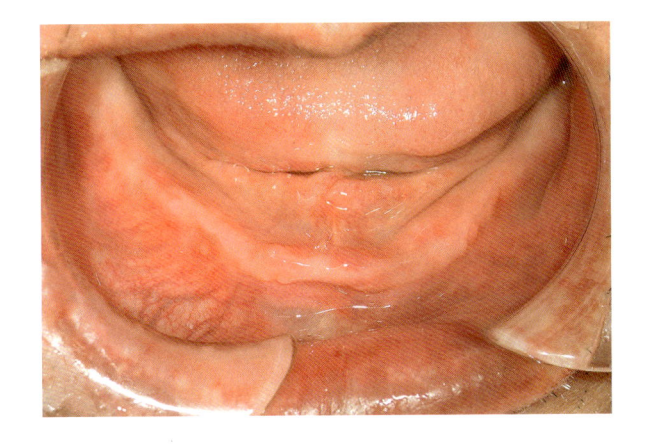

大きな問題は認めなかった（写真は全身状態安定後のもの）。

生に対する前向きな意欲もみられた（**図10**）。また上記の全身状態の改善との関連は不明ながら、地図状舌も消退した（**図11**）。

初診から約5ヵ月後（11月22日）に2回目の摂食嚥下機能評価を施行した。ゼラチンゼリーおよびトロミ水は問題なく嚥下可能であった。しかしプリンなど、ゼリーよりも付着性の高い食品は咽頭に残留がみられた。左側の麻痺が疑われたため、左への頚部旋回により右側梨状窩を拡張しながら嚥下したところ、より誤嚥のリスク低減が可能であることがわかった（**図12**）。この結果を、ケアマネジャー、主治医、訪問看護師、訪問リハビリテーションおよびデイサービス職員に情報提供した。患者宅でのサービス担当者会議にも参加し、経口摂取への回復を最終的な治療のゴールとする計画を確認した。

［6ヵ月目〜1年］

当初、胃ろうによる栄養状態の改善からゼリーを中心とした直接訓練[用語9]という計画は順調であると思われたが、患者の強い希望によりゼリー以外の食品も自己判断で摂取し始め、これが表面的に問題にならなかったことから、徐々にカステラやクッキーなど、かなり難易度の高い食品も摂食していたことが判明した。

後追いながら3回目の嚥下内視鏡検査を実施した（2013年2月26日、初診から約8ヵ月後）。患者の希望により、刺身、どら焼き、トロミなしの水を試験食とした。刺身は喉頭侵入および誤嚥は認められなかったものの、咽頭残留が多く、どら焼きや水は喉頭侵入が認められ、誤嚥も疑われた（**図13**）。患者および家族には、難易度の高い食品を摂取するには段階を踏んだリハビリテーションが必要であることを説明したが、受け入れられず、当初の計画を変更せざるを得なくなった。新たな目標は「胃ろうによる栄養摂取を中心にしつつ、咽頭残留を減少させるために嚥下の意識化、努力嚥下[用語10]など、さまざまな嚥下法でリスクを低減させながら、食べたい物を少量食べる」と設定し、それに向けて関係職種が連携していけるよう、ケアマネジャーを中心に連絡を取り合った。

本症例から、特に居宅患者においては、医療側から見た安全性の高いリハビリテーションが、患者が求める生活の質に寄与できない場合もあることを学んだ。患者にとっての「食」は生活そのものであり、「訓練」ではない。より早い段

用語10　努力嚥下

舌に力を入れ、口蓋に強く押しつけ嚥下することで、食塊の送り込みや舌根部の後退運動を強め、咽頭部での食塊残留を減少させる嚥下法。

用語9　直接訓練

24ページ「臨床のヒント」参照。

図10　初診から5ヵ月後の患者の状態

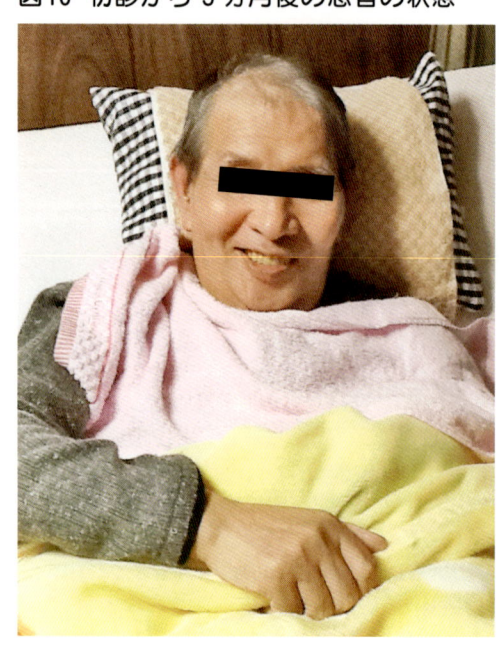

栄養状態の改善により、体重増加（3kg）、易疲労性の低減、唾液によるむせや湿性呼吸音の減少が認められた。何より表情が明るくなり、冗談を言う余裕も出てきた。生きる意欲が感じられるようになった。

図11　初診から5ヵ月後の舌状態

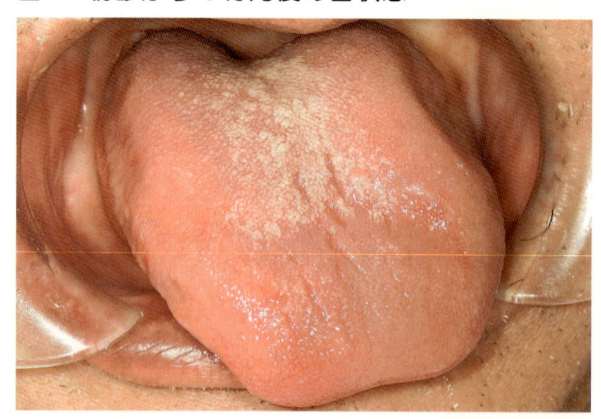

全身状態の改善との関連は不明ながら、地図状舌も改善している。

階から食品の性状を工夫するなどして、より患者の希望に合った食品で訓練を行っていれば、もっとスムーズにリハビリテーションが進んだかもしれない。医療者側の価値観と患者のそれとの違いを思い知らされ、深く反省した。

一方で、離島の限られた医療・介護資源の中で、書面でのやり取りが中心ではあったが、できる限りの連携を行うことができ、比較的手厚いケアが可能となったのではないかと考えている。特に主治医との連携では、嚥下機能評価の情報をできるだけわかりやすくかつ詳細に伝え、内視鏡の動画も編集して添付するなどし、良好な協力関係を築くことができた。

［1年目～6年目（現在）］

その後、誤嚥性肺炎や窒息等のリスクを心配しながらも前述の目標を達成できており、幸いにも現在に至るまで肺炎等の発症はない。体重は初診時から10kg以上も増加し、むしろ太りすぎを主治医より指摘されるほどになった。体調はよく、趣味の書道などを楽しみながら、穏やかに在宅療養生活を送っている(**図14**)。

図12　約5ヵ月後（2回目）の嚥下内視鏡検査所見

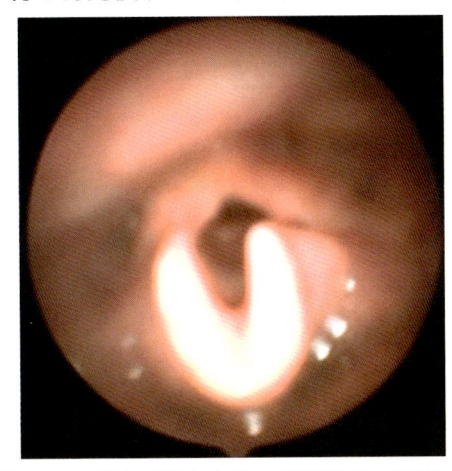

ゼリーやトロミ水は安全に嚥下できることを確認した。このことは、覚醒状態であれば唾液誤嚥のリスクも下がっていることを示唆すると考えられた。

図13　約8ヵ月後（3回目）の嚥下内視鏡検査所見

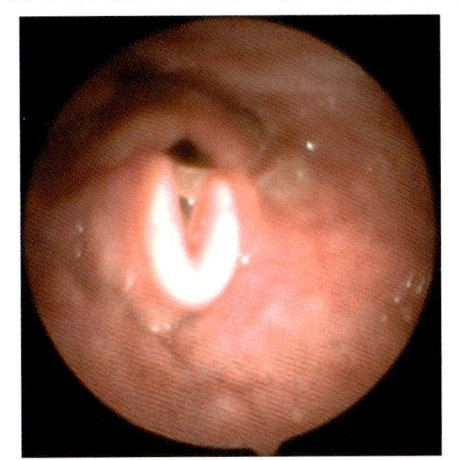

摂食嚥下の難易度が高いと思われる食品については、喉頭侵入が認められ、誤嚥も疑われた。患者の希望を優先するか、医学的な安全性を優先するか、選択が必要となった。

図14　現在の患者（初診より6年）

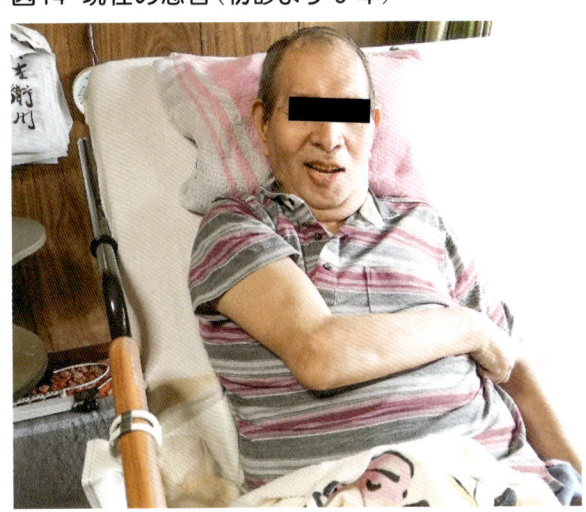

栄養摂取は胃ろうを中心としながらも、好きなときに好きな物を少量ずつ食べている。ぶっきらぼうで冗談好きの本来の性格に戻っている。写真左隅に趣味の書道作品が見える。

摂食嚥下リハビリテーションの前に まずは栄養改善を!

渡部 守

スポーツ選手には、トレーニングと同じくらい栄養や休養が大切だと言われている。いや、それはスポーツ選手だけに限らない。高齢者や障害を持つ患者にとっても重要である。

「リハビリテーション栄養ポケットガイド」[1]（若林秀隆先生監修）というすばらしいものがインターネットで無料配布されている。ご存じない方はぜひご覧いただきたい。はっきりとこう書かれている。

「筋肉の合成にはタンパク質だけではなく、エネルギーが必要となる。それらが不足している状態でレジスタンストレーニングを行うと、筋肉を分解してタンパク質やエネルギーを得ようとするため、筋肉量はかえって減少することになる」。

考えてみれば、あたりまえのことである。ろくに食事も摂らずに重労働を続けたら、どんな屈強な若者でも痩せ衰えていくであろう。リハビリテーションも同じで、低栄養状態で訓練をしても、筋力はつかず、かえって患者は衰弱してしまう。しかしそんな当然のことが見落とされがちなのも事実である。口腔内の状況や摂食嚥下の機能評価ばかりに注目し、患者の栄養状態を考えずに治療やリハビリテーションが計画される、ということはないだろうか？

歯科医療者は栄養の専門家ではなく、栄養の評価といっても何をしていいかわからない、という声をよく聞く。栄養学に精通した医師や看護師、管理栄養士が近くにいる環境なら問題ないが、実際にはそうでない場合も多いと思う。

幸い、問診票形式の簡易な栄養スクリーニングシートが、やはりインターネットで配布されている。「Mini Nutritional Assessment-Short Form（MNA®）」[2]はわずか6項目の評価により、低栄養のリスクを見えやすくしてくれる。

一方で、「胃ろうは延命治療。絶対いやだ」と考える患者や家族がいる。そんな患者に有効な対策を示せないまま、漫然と経口摂取が続き、低栄養が進行し患者が衰弱してしまった、というケースはないだろうか。

これは死生観に関わるデリケートな問題であるが、患者の身体的な機能が残っているうちに胃ろうを造設し、栄養状態を改善したうえで摂食嚥下リハビリテーションを行い、機能の維持向上をねらうという"食べるための胃ろう"という考え方もある。

また、経口摂取のみだと食事量を多く摂らなくてはならず、食事中に疲れて誤嚥を助長したり、食べること自体が苦痛となる場合がある。胃ろうによって栄養のラインを確保しておけば、経口摂取の量を減らすことができ、好きな物を好きなときに少量食べるという楽しみを保ったまま、栄養状態を維持することも可能だ。このような選択肢を患者や家族に提示できれば、より快適で穏やかな生活をおくれる患者が増えるかもしれない。

〈参考文献〉
1. 若林秀隆（監修）. リハビリテーション栄養ポケットガイド. 東京: ジェフコーポレーション, 2014. https://www.clinico.co.jp/medical/rehabilitation/（2019年5月27日アクセス）.
2. Nestlé Nutrition Institute. 簡易栄養状態評価表（Mini Nutritional Assessment-Short Form）. https://www.mna-elderly.com/forms/mini/mna_mini_japanese.pdf（2019年5月27日アクセス）.

情報を共有することの重要性
―動画での多職種への情報提供―

渡部 守

多職種との連携をいかに構築するか!? 筆者もいつも難しさを感じている。ただ、その本質は「他の職種から信頼を得ること」に他ならない。やはり地味ながら重要なのは、書面や電話などでの綿密な情報提供ではないかと思う。

しかし、口腔内の状況や摂食嚥下機能は、文字や言葉では非常に伝わりにくいもの。口腔内は外部からは見えないし、摂食嚥下では短時間に複雑な筋活動が連続して起こり、言葉ですべてを説明し理解してもらうことは困難である。

そこでお勧めなのが、それらの所見を動画にして情報提供することである。"百聞は一見に如かず"と言うが、まさに効果てきめん。説得力が違う!

筆者は患者の外部所見や食事風景を動画で撮影している。最近はスマートフォンで簡単に動画を撮れ、アプリで編集できるようになった。嚥下内視鏡の記録には内視鏡に映像機器を接続することが必要だが、初めからそのような機能を備えていることがほとんどだと思われる。それらをDVD等に記録して、他の職種に見てもらう。

ここで重要なのは(そして大変なのが)動画に注釈をつけること。嚥下内視鏡の映像を見ても、ほとんどの職種には何が何だかわからない。検査の映像を確認する際に、特に説明すべきポイントの時間をメモしておき、「〇分〇秒に喉頭侵入」「〇分〇秒に誤嚥」などの注釈と、全体のまとめを別紙で添付する必要がある。

動画で情報提供しても、特別な保険点数はなく、事務作業が増えるばかりだが、動画で情報提供した結果、消極的だった主治医から経口摂取のゴーサインが出たこともある。今後も映像の持つ力を最大限活用していきたい。

動画と一緒に多職種に渡す資料。検査の映像を確認する際に、見てもらう。何分何秒に喉頭侵入、何分何秒に誤嚥などの記録も添付すると、映像を見慣れていない者でも、どのような状態であるのかがわかりやすい。

"生活を支援する" という観点での訪問歯科診療

渡部 守

正直に告白すると、筆者は歯科治療という武器だけで在宅患者に向き合うことに限界を感じている。う蝕や歯周病といった疾患に対するアプローチは、歯科医療にとって必須であるが、しかし、本当にすべての在宅患者の全部の疾患、たとえばすべてのう蝕を全部治すことはできるのだろうか? すべての患者の歯周炎をコントロールし続けることができるのだろうか? そう考えたとき、途方に暮れたような気分になってしまうのである。

筆者が生活する離島のような地域ほどではないにせよ、日本のほとんどの地域で医療・介護・福祉の人手不足が深刻さを増している。高齢者が増加していく中、すべての患者が手厚い治療やケアを受けられるとは限らない。病院や施設から、地域在宅ケアへと、そんな大きな流れの中で、訪問歯科診療の需要はますます増加している。しかし歯科医療者の人手不足から、患者に十分な在宅歯科医療を提供できないことも考えられる。実際、筆者の診療室では、地理的・時間的な制約から、ある患者に対しては月1回の訪問診療が限界、ということもよくある。当然、完璧な歯科治療、徹底したプラークコントロールなどを望むべくもない。どうも疾患の治療だけ考えていたのでは、ほんの少数の患者しかよくならないのではないか、そんなふうに思う。

そんな中で、患者の問題を「疾患」「形態」「機能」「能力」「生活」の5つのステップに分けて考えるようになった。う蝕や歯周病などの「疾患」、歯の欠損などの「形態」、咀嚼や嚥下などの「機能」、食事や歩行などの「能力」、そして食生活や人生観を含めた「生活」。

多くの患者が、5つのステップのそれぞれに問題を抱えている。通常の歯科医学は、「疾患」「形態」を治療し、「機能」に対してリハビリテーションを行えば、結果として「能力」や「生活」も向上していくという前提で構築されてきたと思う。しかしその考え方を逆転させて、まず患者の「生活」に着目し、どうしたら現在の生活が患者の希望に近づくのかを考え、それに必要な「能力」を洗い出し、それを支える「機能」にリハビリテーションを行い、そのために必要な「形態」を整え、「疾患」を治療する、と考えるようにしてみた。患者の希望からゴールをまず設定して、逆算的に必要な治療をピックアップし、優先順序をつけて処置していく。それによって、限られた医療・介護・福祉資源の中でも(つまり完璧な医療やケアが受けられない環境でも)、患者が豊かな生活を送れるのではないかと考えたのだ。

歯科治療を目的に訪問歯科診療を行うのではなく、患者の生活をよくすることを目的に、一つの手段として歯科治療を使う。もし不必要であれば、歯科治療という武器はしまって、別の方法を考える。そんな歯科医療があってもよいのではないだろうか。

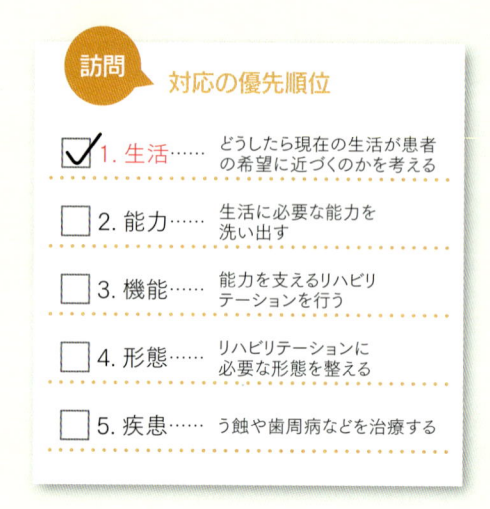

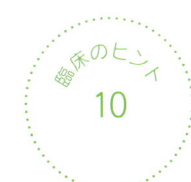

多職種連携を深めるための糸口

横山雄士

当院が依頼される在宅療養患者は、0 歳から 100 歳以上と幅広い。依頼元は病院、診療所、訪問看護ステーション、介護事業所などで、その職種もさまざまだが、皆さんはどこからの依頼があるだろうか？ もし依頼に偏りがあれば、歯科が訪問診療で何ができるのかが、まだ他の職種に知られていないのかもしれない。多職種連携を深める糸口を以下に示す。

糸口❶ 研修会に参加してお互いを知る

在宅医療をテーマに、多職種が集まるグループワークや研修会が地域や病院などで開催されているが、歯科医師や歯科衛生士の参加は少ないのが現実である。そういった会に参加することで、他の職種が在宅で何を求めているかを学ぶことができ、また在宅の場で歯科ができることを知ってもらう機会となる。

糸口❷ 情報をみんなで共有する

在宅診療を行うにあたり重要な情報提供とは、単に「むし歯を治しました」「入れ歯を作りました」「ここが汚れています」などと一方的に情報を送ることではない。他の職種はチームを組む仲間であり、共通の目標を目指している。したがって「情報提供」よりも「情報共有」が重要で、患者が穏やかに過ごすために必要な口腔の形態回復や機能回復について、また口腔内の不快症状を減らす方法などを、チーム全体で理解し実践できるようにすることである。

糸口❸ 記録を取る

患者が食事を摂れているのか、他の職種も食事量を日々確認しているが、実際に食事風景を観察したり口腔内を見ることはほとんどない。そのため、たとえば口腔に問題があったとしても、それを理解してもらうことには困難をともなう。そのような際には口腔内写真を撮影し、食事風景を動画等で記録し、それを多職種で共有することが有効である。画像や映像記録を共有するという小さな行動の一つ一つが、次の連携につながっていくのではないだろうか。

まず、他の職種に歯科の可能性を理解してもらうことが重要であるが、歯科が関われるのは生活の一部でしかない。もし歯科の介入によってよい結果が出たとしても、それは多職種連携の結果として認識すべきだろう。お互いの専門性を理解し、協調することで次の連携が生まれていくと考える。

「口から食べることが難しい」という舌癌患者からの依頼

患者DATA

初診時：63歳

性別：男性

主訴、依頼内容：「飲み込みのリハビリがしたい」と患者本人が希望。

訪問現場：居宅

Ⓐ 初診時の問題点

　2016年1月12日、大学病院歯科口腔外科にて左舌癌（T4N1M0[用語1]、Stage 4）に対し、舌亜全摘[用語2]（舌骨上筋群は切除されている。茎突舌骨筋と顎二腹筋後腹は温存されている）、両頚部郭清術（左側全頚部郭清、右側レベルⅠ〜Ⅲ）、遊離腹直筋皮弁[用語3]による即時再建術が行われていた。切除範囲が広範囲であり重篤な嚥下障害を発症。経口からの栄養摂取が困難であったことから6月22日に胃ろうを造設されている。入院中に嚥下のリハビリテーションを行い、ペースト食を楽しみ程度経口することが可能になった。退院後は自宅で生活をしており、1日1回昼食を数口、経口摂取している。嚥下機能の改善のため、当クリニックの受診を希望した。初回は訪問にて評価を行うこととなった。放射線治療の既往はない。

用語1 T4N1M0
原発巣の広がり（T）、頚部リンパ節転移（N）、遠隔転移（M）を表す国際対がん連合（UICC）の分類。「T4」は隣接臓器に及ぶ、「N1」は3cm以下、「M0」は遠隔転移なし。

用語2 舌亜全摘
癌の浸潤が舌の正中近くまで及んだ場合に行う術式。舌の正中を超えて癌を切除する方法。

用語3 皮弁
切除によって生じた欠損部に、患部以外の皮膚、脂肪、栄養動脈、栄養静脈を有する組織を移植して再建する方法。

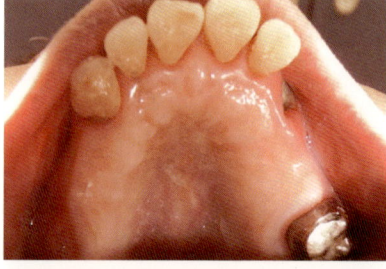
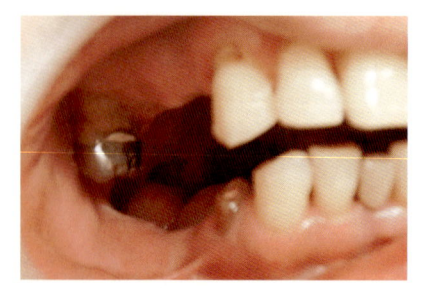
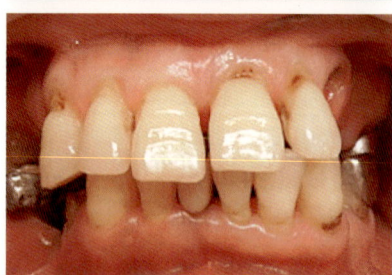
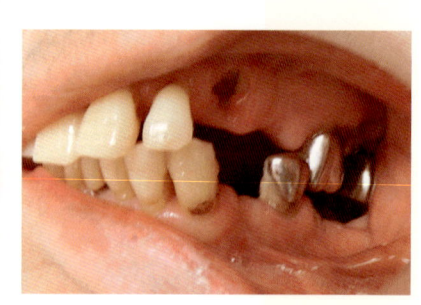
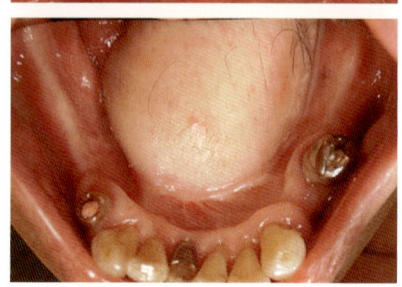

初診時の口腔内写真。

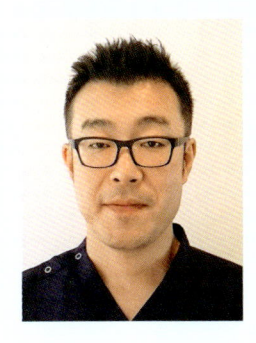

戸原　雄
（日本歯科大学口腔リハビリテーション多摩クリニック）

歯科医師歴：14年
訪問診療歴：13年
月間の訪問延べ人数：60人
訪問時間帯：10〜16時
訪問スタッフの構成：歯科医師 1 〜 2 名、歯科衛生士 1 〜 3 名（研修歯科医師の帯同あり）
歯科衛生士の訪問診療歴：5 〜10年
訪問時の主な対応：口腔のケア、義歯調整、義歯製作、保存処置、抜歯、摂食嚥下リハビリテーション
訪問時の設備：切削機具（エンジン、タービン）、バイタルサイン測定機器（血圧計、パルスオキシメーター、体温計）、吸引器、嚥下内視鏡
訪問に関する学会認定など：日本老年歯科医学会専門医・認定医・摂食機能療法専門歯科医師

Ⓑ 既往歴
- 左舌癌術（2016年 1 月）
- 網膜色素変性症（左目は全盲、右は視力0.01）

Ⓒ 服用薬
- ガスター®散［消化器官用薬］
- メチコバール®細粒
  ［ビタミンB_{12}製剤 / 末梢神経障害］
- ビオフェルミン®配合散［乳酸菌整腸剤］
- デジレル®錠［セロトニン遮断再取り込み阻害薬 / 抗うつ薬］
- ムコソルバン®内用液0.75%［去痰薬］
- 酸化マグネシウム330mg［制酸・緩下剤］
- ラコール®NF 配合経腸用液
  ［経腸栄養剤（経管・経口両用）］
- サリベート®エアゾール［人工唾液］
- レンドルミン®錠0.25mg［睡眠導入剤］

Ⓓ 栄養状態
経口・経管栄養（胃ろう）を併用

Ⓔ 介護度
身体障害者手帳　1 級

Ⓕ 家族構成
独居

CASE 04

Ⓖ ADL
- 手すりや壁を伝って歩行は可能。
- 着替え、入浴、排泄は部分介助。
- 食事は自食できるが視覚障害のため食事の支度をすることができない。
- 舌亜全摘のため食事を喉まで舌で移送することができず、一口ごとに頚部を後屈するように食事をしている。

Ⓗ 口腔衛生管理状況
口腔衛生状態：残存歯の清掃良好。

ケアの自立度と清掃状況：口腔清掃は自立であり、視覚障害があるもののブラッシングは自力で行うことが可能。舌の欠損にともない、口腔内に貯留した唾液を喉まで移送することが困難であり、口腔内は唾液で満たされている。つねにティッシュペーパーで口を拭いている。

「診療方針の立案」までの3ステップ

用語4 不顕性誤嚥

むせや呼吸苦などの、誤嚥に特徴的な兆候をともなわずに生じる誤嚥。「サイレント・アスピレーション」とも言う。

STEP1　訪問の依頼～医療（介護）情報の収集と分析

初回は在宅の訪問にて評価を行った。本人は食物が口に残ること、食物の咽頭残留感を訴えていた。初回評価時は、十分な医療情報を入手することができなかったため、初回評価の後に正確な術式を病院主治医に情報提供を求めた。術式は46ページのとおりであり、舌の欠損により食物を口腔内でつぶすこと、咽頭へ移送することが困難だった。さらに、舌骨上筋群が切除されていることにより嚥下機能の低下が予想された。咽頭感覚の低下も考えられるため不顕性誤嚥^{用語4}の有無の判定を行う必要があるのではないかと考えた。

初診時は昼のみパン粥を数口経口摂取しており、一口ごとに口腔内のパン粥を咽頭に送り込むために頸部を後屈させる必要があった。舌の器質的な欠損が存在するため、病前の状態への回復は困難であるが、ケアマネジャー、ヘルパー、患者本人はリハビリテーションを行うことで病前の状態に戻ると考えており、現状との乖離がみられる状態だった。患者は独居であり食事を自力で準備することができないが日中はヘルパーが来ていることから昼の経口摂取量を増やすことを第一の目標とした。

STEP2　診断

用語5 準備期

53ページ「臨床のヒント」参照。

用語6 口腔期

53ページ「臨床のヒント」参照。

用語7 咽頭期

53ページ「臨床のヒント」参照。

用語8 交互嚥下

嚥下後に生じた咽頭残留除去を目的として、物性の異なる食物（ゼリーやトロミのついた水など）を嚥下してもらうこと。

- 身長173cm　● 体重63kg　● BMI 21.0
- 体温36.4℃　● 血圧117/81mmHg　● SpO₂ 97%
- 脈拍67回/分、不整脈なし　● 便秘なし　● 出血傾向なし
- 歯科治療歴あり　● アレルギーなし
- 左下口唇に軽度の麻痺あり　● 鼻咽腔閉鎖良好
- 口唇・顎運動問題なし、舌皮弁部は可動舌とともに若干可動
- ブクブクによる含嗽可能
- 歯式

						残根		
7		3 2 1		1 2 3			6 7	
	4 3 2 1		1 2 3		5			

- 他院で作成した義歯を持っているが未使用
- 口腔粘膜異常なし　● 口腔乾燥なし　● 口臭なし
- 摂食嚥下機能評価

舌の欠損にともなう準備期^{用語5}、口腔期^{用語6}の障害は重篤で、パン粥は丸のみの状態である。また一口ごとに頸部を後屈させないと食物を咽頭まで送ることができなかった（**図1**）。また嚥下内視鏡検査の結果として咽頭期^{用語7}の機能障害のためパン粥は喉頭蓋谷に中等量残留を呈し、複数回の交互嚥下^{用語8}を必要とするような状態であった（**図2**）。

STEP2 （つづき）

図1　初診時経口摂取の様子
一口ごとに頸部を後屈させないと食物を咽頭まで送り込めない。

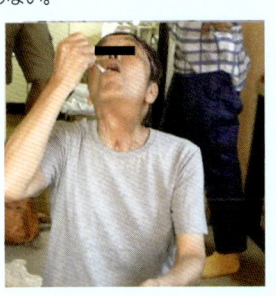

図2　初診時の嚥下内視鏡検査所見
喉頭蓋谷にパン粥の残留を呈している。

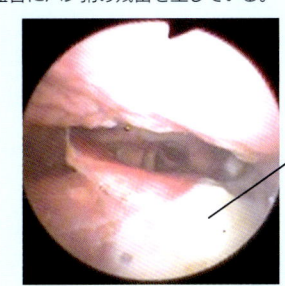

パン粥

STEP3　診療方針の立案

　入院中に上顎の補綴装置を製作していたが、その目的の説明を受けておらず、また、補綴装置を使用した経口摂取法の訓練は受けていないとのことだった。そのため自宅退院後はまったく使用していなかった。口腔内の衛生状態は比較的良好であり、残存歯は鉤歯として利用可能と思われた。皮弁は可動性ではあるもののボリュームは小さく、嚥下時に皮弁と口蓋との接触は困難であった。そのため一口ごとに頸部を後屈して食物を咽頭まで流入させ、嚥下を行うことを余儀なくされており、誤嚥リスクが高い状態であると考えた。また、舌骨上筋群の切除にともなって喉頭挙上量の低下や食道入口部の開大不良が予想された。不顕性誤嚥の可能性が疑われるため嚥下造影検査の必要があると考えた。

　本症例は独居であったため家族のサポートが得られないという問題がみられたものの、ケアマネジャー、ヘルパーの協力体制が十分であったことから嚥下機能の精査を外来で行うことが可能と考えた。さらに、舌の器質的な欠損により、食物を舌で臼歯に乗せることができず、咀嚼や、咽頭まで舌で送り込むことがきわめて困難であると考えられたため、舌接触補助床（PAP）[用語9]ならびに人工舌床（LAP）[用語10]の製作をすることで口腔期の障害を代償することとした。PAP、LAPの製作とともに使用方法の指導と訓練をあわせて行うこととした。

　使用方法を患者本人とケアマネジャー、ヘルパー、訪問看護師に伝えるとともに食事時間を記録することを提案した。

用語9　舌接触補助床
（Palatal Augmentation Prosthesis; PAP）

舌の切除による欠損や舌の麻痺などの運動障害に対し、口蓋を厚くすることで舌と口蓋との接触を改善する装置。

用語10　人工舌床
（Lingual Augmentation Prosthesis; LAP）

舌の欠損や運動障害により口腔内に生じた死腔を埋めるためや、食塊移送の代償のために下顎に製作する装置。

治療計画

1 摂食嚥下機能評価の結果を本人とヘルパー、ケアマネジャーに説明

2 PAP、LAPの製作

3 摂食嚥下リハビリテーション
（PAP、LAPの装着法と装着しての経口摂取方法）

4 定期的な評価

CASE 04

治療経過

［初診〜2週目］

　外来にて嚥下造影検査を行った。嚥下造影検査所見より下咽頭の収縮不全、舌骨、喉頭挙上不全を認めるものの誤嚥は認められなかった(**図3**)。また、同日上下顎の印象を採得し、PAP、LAPの製作に着手した。印象採得後からは患者宅で処置を行っていくこととした。患者およびケアマネジャーは、リハビリテーションを行うことで術前の状態に戻すことができると考えていたが、舌の欠損そのものを回復することはできず、PAP、LAPを装着しても常食の摂取は困難なことが予想されることを伝えてから補綴的な対応と嚥下関連筋の増強訓練を行うこととした。

　患者は訓練に前向きだったため喉頭挙上量の改善を目的として開口訓練_{用語11}を行うこととした。

［2〜6週目］

　PAP、LAPの製作に着手してから4週間後に装置は完成し、在宅で装着した(**図4**)。装着前までは、頚部を後屈させて、吸気により食物を咽頭まで移送させていたが、PAP、LAPの装着をしたことで、頚部後屈を行うことなく咽頭まで食物の移送が可能となった(**図5**)。

　舌骨上筋群の切除にともなう喉頭挙上の低下、さらには食道入口部の開大不良、ならびに舌の

欠損にともなう咀嚼障害や送り込み障害が顕著であるため、ペースト食以上の形態では口腔内、咽頭内に食物の残留が顕著であった。そのため、食事形態をアップすることはできなかったが、装置の使用と吸気での代償を行うことでペースト食を咽頭までスムーズに送り込むことができ、食事時間がかなり短縮され、経口摂取の量を増やすことが可能となった。

　装置の装着前は数口の経口摂取だったが、代償法の獲得にともないPAP、LAPの装着1ヵ月後にはペースト食で150kcalを経口摂取することが可能となった。さらにその後、昼食は30分ほどで全量を摂取できるようになった。

［7〜10週目］

　昼食は完全に摂取することが可能となり、発熱もみられなかった。また昼食は20分ほどで完全に食べられるようになった。ケアマネジャー、訪問看護師、主治医と情報を共有し、安全に経口摂取ができていることを確認し、これらの職種と患者を交えサービス担当者会議を行った。経口摂取量の増加を目指し、最終的には胃ろうの抜去を検討することとした。

　患者本人、ヘルパー、ケアマネジャーは胃ろうの抜去に積極的だったが、患者本人は重度の視覚障害があるため、冷蔵庫の中のペースト食を自力で電子レンジに入れ温めることやペースト粥の準備など食事の支度をすることが不可能だった。また、朝夕にヘルパーを派遣することも困難とのことだった。

　そのため、朝夕の経口摂取を行うことは断念せざるをえず、昼食のみ経口摂取を継続することとした。

［11週目〜現在］

　昼食時の経口摂取は安定して可能となったが、舌の欠損により、口腔内の唾液を舌でまとめることができず安静時の唾液の処理が困難であるという訴えが顕著となった。PAP、LAPの装着にともなう唾液分泌により患者の訴えが多くなってきたものと考える。そのため、つねに口腔

用語11 開口訓練
24ページ「臨床のヒント」参照。

図3　嚥下造影検査所見

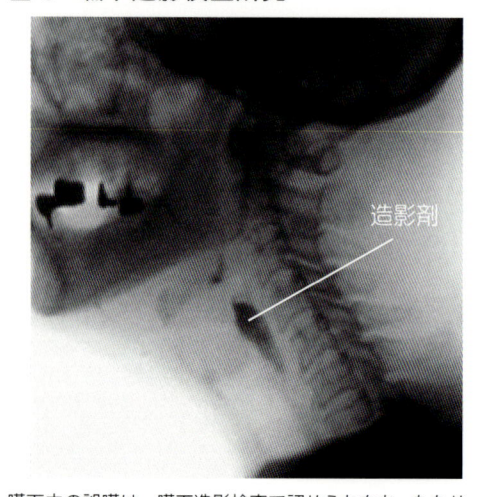

造影剤

嚥下中の誤嚥は、嚥下造影検査で認められなかったため、不顕性誤嚥は否定することができた。

用のティッシュペーパーで口腔内を拭うという状況に関しては介入当初から改善はみられていない。

また、皮弁に触れると痛みが生じる、皮弁に生えた毛を抜くと痛みがあるなどの訴えがみられるようになり、精神的に不安定な状態になることもあった。これまではPAPやLAPの製作、吸気による代償での食物移送能の改善等、食事の状況が改善したことにより精神状態が安定していたが、器質的な欠損による障害であるため食事状況がこれ以上改善の余地がないという現実に直面したこと、また独居であるため家族からの精神的なサポートを得ることができないなど、患者自身の不安からくる不定愁訴であると考えられる。

患者の摂食状態は安定しており、現在は月に1回程度の訪問で、補綴装置の調整、摂食嚥下機能の評価、食事状態の聞き取りを行うとともに機能維持のためのリハビリテーションを行っている。今後加齢による機能低下が予想されるため定期的なフォローアップを行うとともに、ケアマネジャー、ヘルパー、訪問看護師などと患者の体調や精神面等の情報を共有し、患者に寄り添っていくことが重要と考える。

図4　PAP、LAP装着後の口腔内

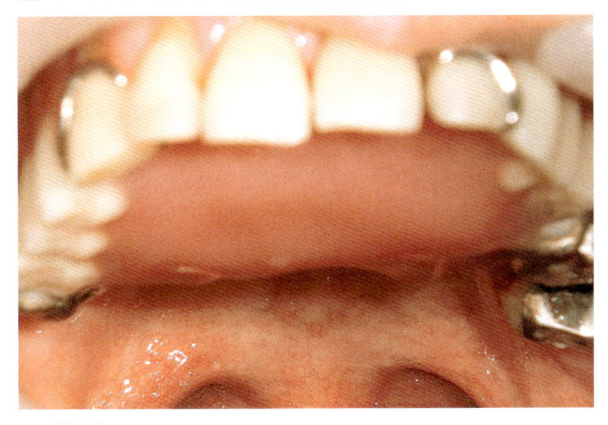

PAP装着後。

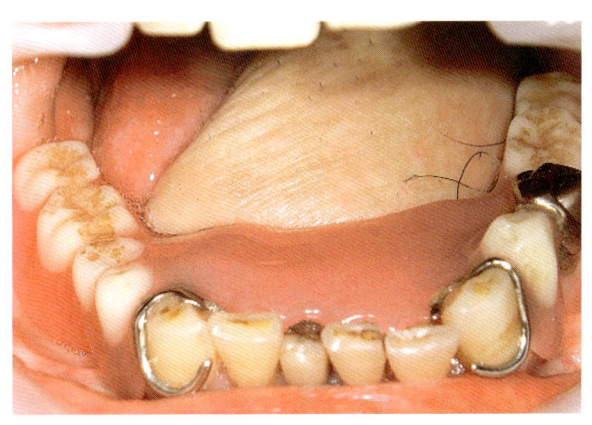

LAP装着後。

CASE 04

図5　PAP、LAP装着後の経口摂取の様子

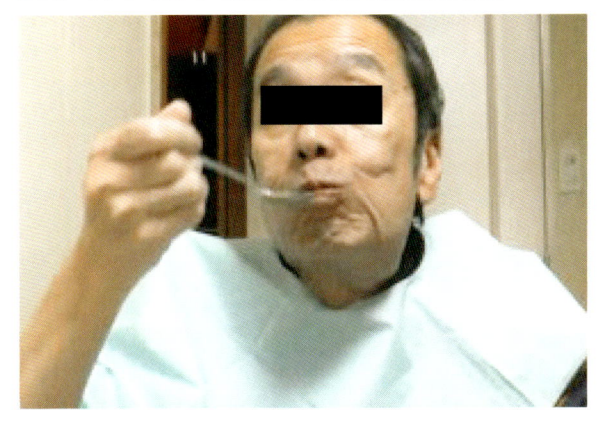

頚部を後屈することなく食物を咽頭まで送り込めるようになった。

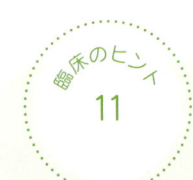

口から食べる力があっても食べられない!?

戸原　雄

CASE04は、舌癌術後の舌の広範な欠損にともなう摂食機能障害へのアプローチと、舌の欠損という器質的な障害に対しての補綴的なアプローチを行い、さらに吸気による代償を習得することで、経管栄養を離脱できるレベルにまで到達することができた。とはいえ嚥下障害への対応が進むにつれ、昼食の量を増量することから経管栄養の離脱を目指すことになったが、視覚障害や独居であることから食事の用意が難しいなど、環境因子としての問題が顕在化してきた。

このように、摂食機能障害を持つ患者へのアプローチは、患者本人の機能へのアプローチに加え、患者の環境が大きな意味を持つ。もし本症例で、独居ではなく妻や子どもがいる、もしくは施設に入所中のため食事を用意してもらえるなどの生活環境の因子が整っていたら、経管栄養からの離脱も十分に可能であったと思われ、環境の調整は患者の生活に直結するといっても過言ではない。

また、視覚障害、独居であることがそれぞれ単体であれば大きな問題にはならなくとも、本症例のように「目が見えない状態での独居」というように複数の問題が同時に存在することで大きな問題として出現することもある。今回はサービス担当者会議を行い、各職種ができることを模索した結果、経管栄養からの離脱を見合わせた。そのサービス担当者会議に患者本人も同席し、各職種と忌たんのない意見の交換をしたことで患者自身からも理解を得ることができた。単一の職種の評価によって導き出された帰結ではなく、多職種が一丸となって、今回の帰結に至ったという経緯を患者が目の当たりにしたことで患者自身の理解も深まったと思われる。

本症例のように、実際は食べられる、経管から離脱できるレベルにありながらも食べることができない患者がいる一方で、食事形態を変更する必要があるにも関わらずミキサー食やキザミ食、水分のトロミの付与などの嚥下食を調理する人がいなかったり、あるいは患者を取り巻く人たちから理解を得られないために、誤嚥や窒息のリスクにさらされている症例にも直面する。

ただ現実的には摂食機能障害への対応、環境の設定には限界があり、本来到達可能な目標であっても設定の変更を余儀なくされることは多い。評価に基づいて立案した目標が現実的に実現可能か否か、患者やキーパーソンの希望をどの程度反映できるかを、患者やキーパーソンを含め、患者を取り巻く多職種と密に連絡を取り、話し合うことが必要と考える。

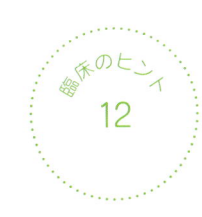

臨床のヒント
12

戸原　雄

「食べる」に関わるうえで知っておきたい、摂食嚥下の5期モデル

摂食嚥下の「5期モデル」とはLeopoldらの提唱した摂食嚥下の過程であり、食物の認知から食物を口腔内に取り入れて、咽頭、食道に至るまでの過程を❶先行期、❷準備期、❸口腔期、❹咽頭期、❺食道期の5期に分けて考えるという概念のことである。以下にその詳細を示す。

❶ 先行期

食物を口腔に取り込む前の過程のこと。食物を視覚、嗅覚、触覚などで認知し、食物の大きさや物性によって一口の量を決定したり、口腔内での処理方法などを予測したりする。

❷ 準備期

口腔内に取り入れた食物を咽頭に送り込むまでの過程。形の大きな物は前歯で咬断し、舌でつぶせる物は舌と口蓋で押しつぶしを行い、咀嚼が必要な物は臼歯で咀嚼を行う。すりつぶされた食物を舌でまとめて食塊を形成する時期。

❸ 口腔期

準備期にて処理された食塊を咽頭へ送り込む時期。

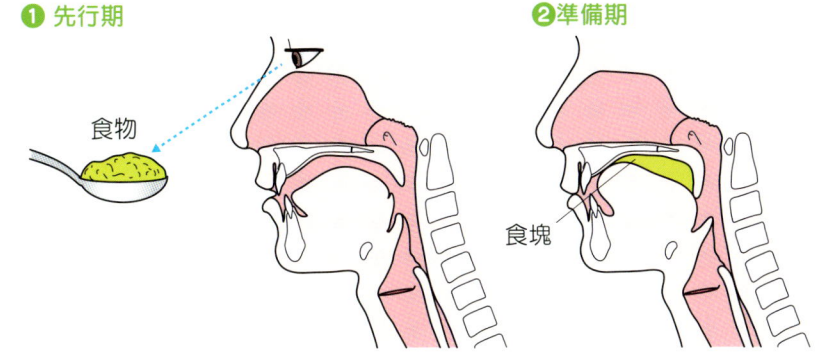
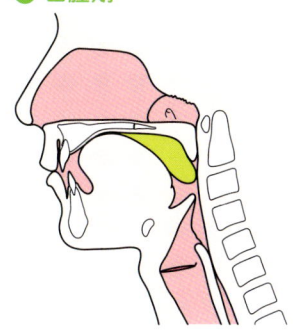

❶ 先行期　食物
❷準備期　食塊
❸ 口腔期

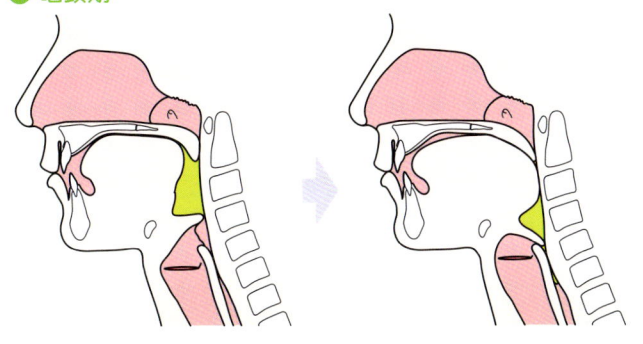
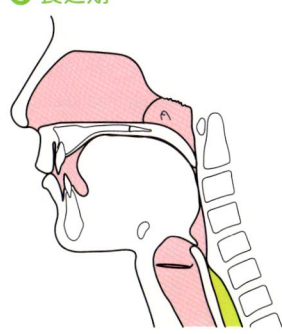

❹ 咽頭期
❺ 食道期

❹ 咽頭期

嚥下反射による嚥下関連筋群の協調運動によって咽頭に送り込まれた食塊を食道内に送り込む時期。この期はさまざまな器官の協調運動がなされる。食塊が咽頭から食道に移送される際には、喉頭は閉鎖し、気管内への異物の侵入（誤嚥）を防御する。そして呼吸が一時的に停止する。それにともなって咽頭収縮が惹起し、喉頭の挙上と食道入口部の弛緩が惹起する。これらの協調運動は0.3～1.0秒の間に起こると言われている。

❺ 食道期

重力と食道の蠕動運動によって食塊を胃まで移送する時期。

〈参考文献1、2より引用改変〉

〈参考文献〉
1. Leopold NA, Kagel MC. Swallowing, ingestion and dysphagia: a reappraisal. Arch Phys Med Rehabil 1983 ;64(8):371-373.
2. 舘村 卓. 超入門! 口腔機能の加齢変化とさらなる機能低下が進むプロセス. 歯科衛生士 2013;3(37):80-89.

るいそうと頚椎骨棘を有する胃ろう患者に多職種連携で摂食嚥下リハビリテーションを行った一例

患者DATA

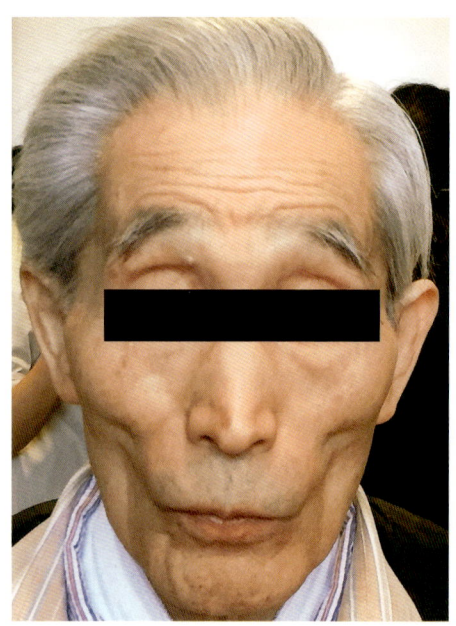

初診時の顔貌。

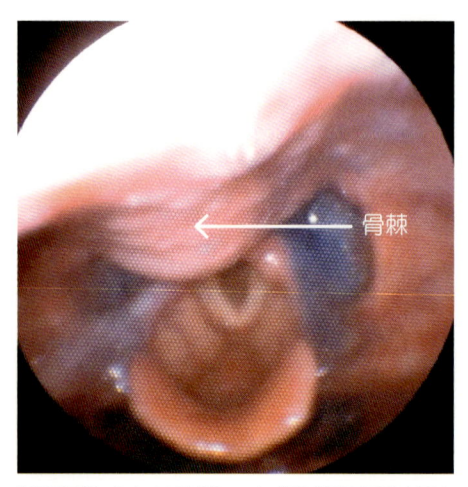

咽頭後壁に存在する骨棘。これが摂食嚥下障害を重症化させていた。

初診時：74歳

性別：男性

主訴、依頼内容：「肉が食べたい」「摂食嚥下機能評価をしてほしい」と患者本人、主治医が希望。

訪問現場：居宅

Ⓐ 初診時の問題点

2017年4月に誤嚥性肺炎を発症し総合病院に入院。ゼリーを用いた直接訓練[用語1]と摂食嚥下関連筋の筋力強化訓練を行っていたが、嚥下機能の目立った改善がなく、5ヵ月後に胃ろうを造設している。

当科の初診日2018年1月9日に、摂食嚥下機能評価目的で自宅にて訪問診療を行った。退院後も継続して小皿1杯程度のゼリーの摂取訓練を自立にて行っていた。

るいそうが著明で頬はこけており、摂食嚥下関連筋群の筋力低下が予見された。加えて、咽頭部に存在する骨棘[用語2]が摂食嚥下障害を重症化させていた。認知症を患う妻と二人で生活しており、家族による介護力が十分とは言えず、医療・介護職種を巻き込んだ摂食嚥下リハビリテーションが必要であると考えられた。

Ⓑ 既往歴

● 胃潰瘍（1974年ごろ）

用語1 直接訓練
24ページ「臨床のヒント」参照。

用語2 骨棘
骨の一部が骨端付近で突出したもので、頚椎の前面に骨棘が形成された場合、咽頭後壁部が膨隆し、食塊の通過障害をきたし、嚥下障害の原因になることがある。

症例報告者 ＤＡＴＡ

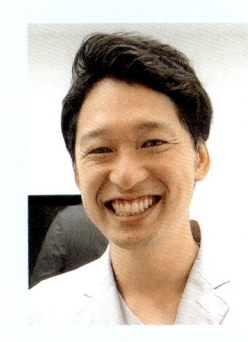

原　豪志
（東京医科歯科大学大学院医歯学総合研究科医歯学系専攻老化制御学講座高齢者歯科学分野）

歯科医師歴：10年
訪問診療歴：10年
月間の訪問延べ人数：54人
訪問時間帯：特に制限なく適宜
訪問スタッフの構成：歯科医師１〜３名（研修歯科医師の帯同あり）
歯科衛生士の訪問診療歴：──
訪問時の主な対応：摂食嚥下リハビリテーション
訪問時の設備：バイタルサイン測定機器（血圧計、パルスオキシメーター、体温計）、嚥下内視鏡
訪問に関する学会認定など：日本老年歯科医学会認定医

C 服用薬
- ネキシウム®カプセル20mg
  ［消化器官用薬、プロトンポンプ阻害薬、胃炎・消化性潰瘍の薬］
- デプロメール®錠25
  ［中枢神経用薬、選択的セロトニン再取り込み阻害薬、抗うつ薬］
- テトラミド®錠10mg
  ［中枢神経用薬、四環系抗うつ薬、抗うつ薬］

D 栄養状態
経管栄養（胃ろう）

E 介護度
要介護3

F 家族構成
認知症を患う妻（同居）

G ADL
- 四肢の運動麻痺はなく、ADLは自立。ただし、外出などはせず、日中は自宅で過ごす。
- 認知症などはなく、認知機能の低下はない。

H 口腔衛生管理状況
口腔衛生状態：口腔清掃は良好。
ケアの自立度と清掃状況：口腔清掃は歯ブラシを用いて自立で行っている。

CASE
05

「診療方針の立案」までの 3 ステップ

STEP1　訪問の依頼〜医療（介護）情報の収集と分析

- 経口摂取再開のために、本人、主治医から摂食嚥下機能評価の依頼を受けて訪問歯科診療を開始した。
- 四肢に錐体路障害、錐体外路障害、協調運動障害を認めず、CT や神経内科医の診察により、脳血管障害や神経筋疾患、悪性腫瘍などの悪液質の原因となる疾患の存在は否定されている。
- 過去 3 年間で体重が15kg 程度減少しており、慢性的に低栄養状態であったことが疑われた。
- 胃ろうから 1 日に1,600kcalの経腸栄養剤を 4 回に分けて投与していた。入院中に吐き気などの消化器症状があり、経腸栄養剤の増量は検討されなかった。
- 訪問看護が週に 2 回、訪問言語聴覚士が週に 1 回、ヘルパーが毎日介入している。

STEP2　診断

- 身長184cm　　●体重48kg　　●BMI 14.2
- 歯式

7 6 5 4 3 2 1	1 2 3 4 5 6 7
6 5 4 3 2 1	1 2 3 4 5 6

- 義歯の使用なし
- 顔面や口腔周囲筋に麻痺はなく、構音も良好であるが、咽頭絞扼反射[用語3]は減弱していた
- 口腔粘膜異常なし　　●口腔乾燥なし　　●口臭なし
- 摂食嚥下機能評価

　嚥下内視鏡検査を施行したところ、鼻咽腔閉鎖は可能であり、中下咽頭咽頭後壁に骨棘を認めた。声帯の運動麻痺はないが、咽頭には唾液が貯留していた。唾液嚥下時の咽頭収縮は著しく不良で、ホワイトアウト[用語4]は観察されなかった。少量のゼリー、トロミ水を検査食として用いたところ、食塊の送り込みは良好であったが嚥下反射後に不顕性誤嚥[用語5]を認め、梨状窩[用語6]に多量の咽頭残留を認めた（**図 1**）。一口量をティースプーン 1 杯量とし頸部右回旋することで、誤嚥を防ぐことはできたが咽頭残留量は改善されなかった。

図 1　初診時の嚥下内視鏡検査所見
着色したゼリーを誤嚥。咽頭残留も多量であった。

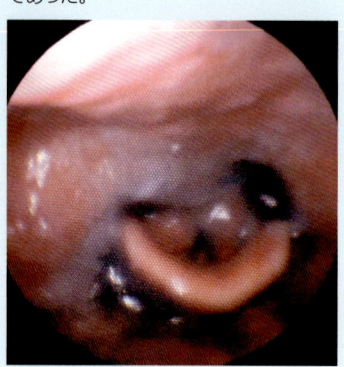

用語 3　咽頭絞扼反射

舌根や咽頭を刺激することにより誘発される嘔気をともなう反射で、「催吐」とも呼ばれる。求心路は舌咽神経で、遠心路は、舌下神経、迷走神経である。嘔吐反射との違いは吐物をともなわないことである。

用語 4　ホワイトアウト

嚥下内視鏡検査時において嚥下反射の瞬間に視野が失われ内視鏡像が白色画面になること。嚥下内視鏡の先端についているレンズに、収縮した咽頭部粘膜が接触することにより生じる。

用語 5　不顕性誤嚥

むせや呼吸苦などの、誤嚥に特徴的な兆候をともなわずに生じる誤嚥。「サイレント・アスピレーション」とも言う。

用語 6　梨状窩

披裂喉頭蓋ヒダと甲状軟骨板との間に存在する溝を「梨状窩」と呼ぶ。咽頭残留の好発部位であり、梨状窩の多量の咽頭残留は嚥下後誤嚥の原因となる。

STEP3　診療方針の立案

用語7　頚部回旋手技
頭部を左右いずれか
に回旋させることで、
食塊の通過を促すこ
とを目的とした姿勢
調整法の一つ。輪状
咽頭筋や咽頭収縮筋
の麻痺がある場合に、
非障害側の咽頭や食
道入口部を通過させ、
食塊の咽頭通過を促
進させる効果を持つ。

用語8　頭部挙上訓練
24ページ「臨床のヒ
ント」参照。

用語9　バルーン拡張
訓練
24ページ「臨床のヒ
ント」参照。

用語10　間接訓練
24ページ「臨床のヒ
ント」参照。

用語11　直接訓練
24ページ「臨床のヒ
ント」参照。

　誤嚥性肺炎で入院するまでの過程で慢性的な体重減少があり、咽頭の筋肉は加齢、低栄養に起因して筋力低下したと考えられた。本来であれば、経腸栄養剤を増量し栄養状態の改善を図る必要があるが、消化器症状が出現する可能性を考慮すると、栄養介入は医療・介護職種と連携しながら慎重に行う必要がある。また咽頭後壁の骨棘の存在が食塊の通過障害の原因となり、摂食嚥下障害を増悪させていた。一口量の調整と頚部回旋手技[用語7]は誤嚥防止に効果的であったが、咽頭残留量の軽減には効果が乏しく、食形態や摂取量を向上させるためには不十分であった。入院中から頭部挙上訓練[用語8]を含めた摂食嚥下関連筋群の筋力強化訓練を継続していたが、顕著な嚥下機能の改善を認めず、骨棘による食塊の通過障害に対しては別のアプローチが必要であると考えた。本人の主訴である、食形態の向上や食事摂取量を増加させるためには咽頭筋群の筋力向上と並行して、バルーン拡張訓練[用語9]を行い、嚥下時の食道入口部開大量を増加させ、咽頭における圧勾配を形成する必要があると考えた。

　多職種連携を促すため、次のように役割を分担し、経口摂取訓練を進めていくこととした。主治医は経腸栄養剤を増量するタイミングの検討、看護師にはバルーン拡張訓練の見守りと経腸栄養剤増量後の消化器症状の確認、言語聴覚士は間接訓練[用語10]、歯科医師は摂食嚥下機能評価と訓練の立案とした。退院時に指導されていた直接訓練[用語11]は、頚部右回旋を行いながら、ゼリーを摂取するという条件で継続することとした。さらに直接訓練後には咽頭残留を自己喀出するように指導した。

CASE 05

治療計画

1. バルーン拡張訓練（本人）
2. 経腸栄養剤の増量（主治医）
3. バルーン拡張訓練の見守りと消化器症状の確認（看護師）
4. 間接訓練（舌、咽頭筋の筋力強化訓練）（言語聴覚士）
5. 摂食嚥下機能評価（歯科医師）

治療経過

[初診～3ヵ月目]

　初診から2週間後に訪問し、バルーン拡張訓練を開始した。まず、歯科医師が経口から14Frバルーンを挿入し、嚥下内視鏡下で食道入口部を通過することを確認し一旦引き抜いた。ついで、本人に嚥下内視鏡のモニターを見てもらいながら、バルーンカテーテルの自己挿入訓練を行ってもらい、挿入して引き抜くだけという練習を数回行った(**図2**)。訓練が可能である旨を確認し、近日中に訪問看護師と時間を合わせて患者宅へ訪問し、バルーン拡張訓練を見学してもらった。本人にバルーンの挿入を行ってもらった後、3ccの空気をカテーテルに注入し、嚥下と同時に引き抜く練習を行った。

　訪問看護師に対し、患者がバルーン拡張訓練を行うための注意点として、バルーン挿入後は引き抜きを行う前に発声を行い、気管への誤挿入を防ぐことや訓練時・後に循環器系の変動に注意することを伝えた。

　初診時から1ヵ月後には看護師の見守り下で5ccの空気を注入したカテーテルの自己引き抜きが可能となった。ゼリーを摂取してもらい嚥下内視鏡検査を行ったところ、初診時よりも咽頭残留は減少した。2ヵ月後には、頚部右回旋を行いながら、お粥の摂取が可能となった。3ヵ月後には10ccの空気を注入したバルーンカテーテルの引き抜きが可能となった。義歯の調子もよく咀嚼運動が良好であるため煎餅を食べてもらったところ、食塊形成は良好で誤嚥なく摂取可能であり、咽頭残留はゼリーの交互嚥下[用語12]で除去可能であった。「おやつとして煎餅やクッキーを食べることができますよ」と患者に伝えたところ大変喜ばれていた。また、体重は、3.8kg増加し(BMI 15.5)、屋内での活動量が増加していると、本人や訪問看護師から報告があり、主治医と相談して経腸栄養剤を1,600kcalから2,000kcalに増量した。言語聴覚士には週1日の摂食嚥下関連筋群の筋力強化訓練を行ってもらった。

用語12 交互嚥下
嚥下後に生じた咽頭残留除去を目的として、物性の異なる食物(ゼリーやトロミのついた水など)を嚥下してもらうこと。

図2　バルーン拡張訓練の様子

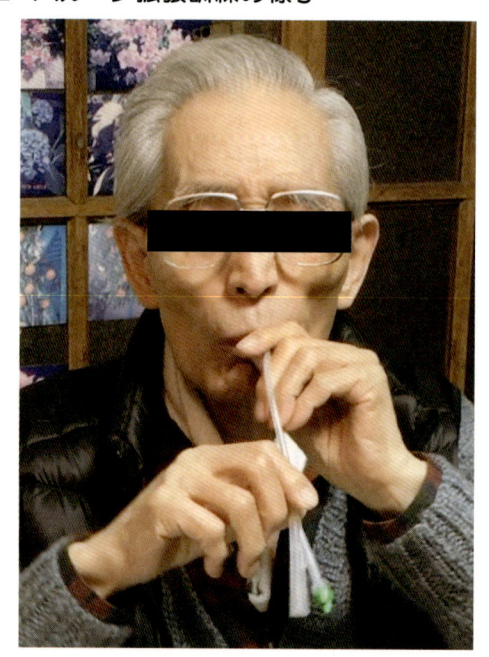

患者にバルーンの挿入を行ってもらった後、3ccの空気をカテーテルに注入し、嚥下と同時に引き抜くという練習。

図3　初診時から8ヵ月後の顔貌

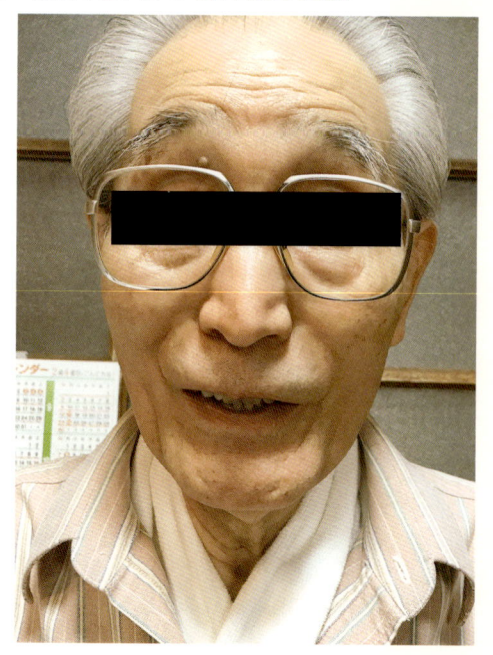

初診時は頬がこけていたが、介入後は顔全体がふっくらしている。

［6ヵ月目］

　体重は徐々に増加し、57.5kg（BMI 17）となった。経腸栄養を増量させてから、消化器症状、むくみなど全身状態の変化はなく、本人より階段の上り下りが楽になったとのコメントがあり、体力が向上し気力がみなぎっている様子であった。バルーン拡張訓練は看護師の訪問時に合わせて週に2回のペースで続けていた。「肉が食べたい」という主訴に対して、市販のハンバーグを用いて嚥下内視鏡検査を行ったところ、咀嚼良好で誤嚥なく摂取可能であった。咽頭残留を梨状窩に認めたが、ゼリーの交互嚥下で除去可能であった。摂取可能な食べ物のバリエーションが増えてきた一方で、小鉢を数品程度摂取すると、終盤には咽頭筋の疲労で、飲み込みにくくなるとの訴えがあった。1回の摂取量を減らし、食べる回数を増やすことで、摂食嚥下筋の耐久性を向上させることを目的とし、1日2〜3回程度、軟菜食を小鉢1品程度摂取してもらうように指導した。

［7ヵ月目］

　摂食嚥下機能の耐久性も向上し、米飯お茶碗1杯と軟菜食を30分程度で摂取可能となった。ケアマネジャーに連絡し、米飯と軟菜を提供できる宅配食を探してもらい、1日1回の食事が開始となった。経管栄養量も1日1,500kcalを3回に分けて、投与するように変更となった。

［8ヵ月目］

　食事の回数は1日2回となり、水分はトロミが必要であるが常食が摂取可能となった。体重は62.5kgとなり、初診時と比較しても顔貌がふっくらし、食事についての不安が減ったとのことであった（図3、4）。本人は、経管栄養から経口摂取にすべて切り替えることは望んでおらず、食べたい物を食べたい分だけ食べられることに満足しているとのことだった。

　現在もフォローアップ中であり、今後も、適宜嚥下機能の評価をしながら、機能低下が認められる場合には胃ろうからの栄養量を増やしつつ、同居する妻との生活を末長く続けてもらえるように支援する方針である。

CASE 05

図4　治療経過

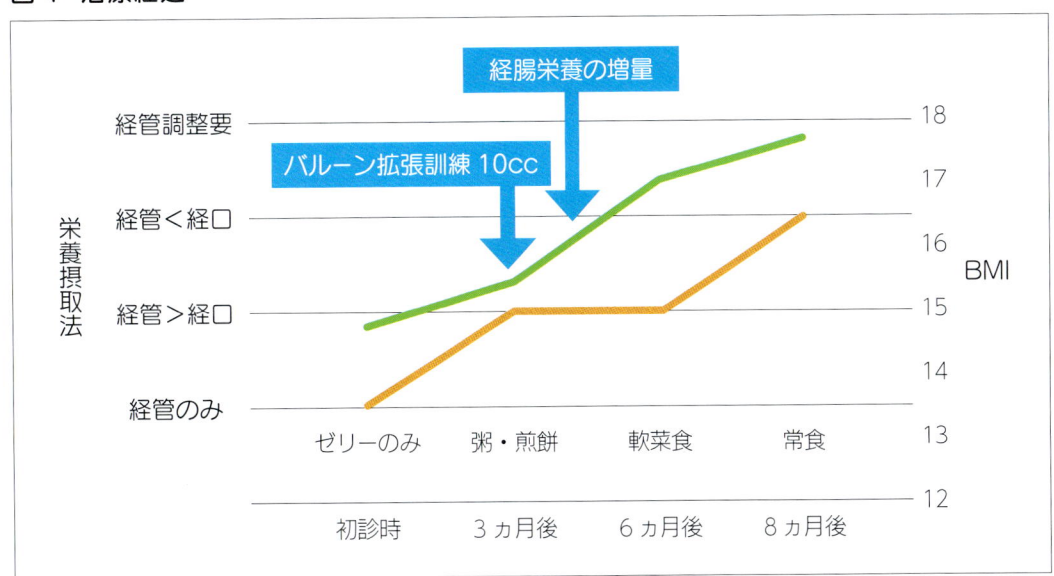

BMI（緑）と栄養摂取方法（オレンジ）。

在宅における発達期の摂食嚥下機能障害の一例

患者ＤＡＴＡ

初診時：2歳5ヵ月

性別：男児

主訴、依頼内容：「自宅で食べるための訓練をしてほしい」と患者家族が希望。訪問看護師から当科を紹介され、家族より受診希望の連絡があった。

訪問現場：居宅

Ⓐ 初診時の問題点

　出生時のアプガースコア[用語1]生後5分値9点、出生時体重2,496g、出生時身長35.0cm。出生後は検査や換気障害に対する呼吸管理を入院下にて行い、9ヵ月に在宅環境を整えて退院となった。退院時の呼吸管理はBiPAP[用語2]を使用、入浴時は酸素鼻カヌラ[用語3]2L/分であり、初診時も継続となっており、1時間程度のBiPAP離脱が可能であった。栄養管理は経鼻胃管栄養[用語4]で、経口摂取はまったく行っていなかった。嚥下造影検査は未実施だった。

Ⓑ 既往歴

- 軟骨低形成症（出生時）
- 胸郭低形成（出生時）
- 喉頭軟化症・軽度（出生時）
- 肺高血圧の疑い（出生時）
- 軟口蓋裂（出生時）
- 両側滲出性中耳炎（出生時）

Ⓒ 服用薬

- トリクロリール®シロップ 10%［催眠剤］
- 漢方製剤（六君子湯）［胃炎、食欲不振、嘔吐］

Ⓓ 栄養状態

経管（経鼻胃管栄養）

Ⓔ 介護度

なし

用語1 アプガースコア

分娩直後の新生児の全身状態を、心拍数、呼吸、筋緊張、反射、皮膚色の5項目により判定する10点満点のスコア。0〜3点は重症仮死、4〜7点は軽症仮死と判断し、一般に7〜10点は蘇生術の対象とならない。

用語2 BiPAP

非侵襲的陽圧換気法（Non-Invasive Positive Pressure Ventilation; NPPV）に使用する従圧式人工呼吸器バイレベル陽圧式人工呼吸器（Positive Airway Pressure; PAP）の一つ。小児の在宅における呼吸管理に広く用いられている。

用語3 酸素鼻カヌラ

在宅酸素療法（Home Oxygen Therapy; HOT）に使用する経鼻カニューレのこと。酸素ボンベなどから酸素を供給し、鼻から吸入する。

用語4 経鼻胃管栄養

99ページ「臨床のヒント」参照。

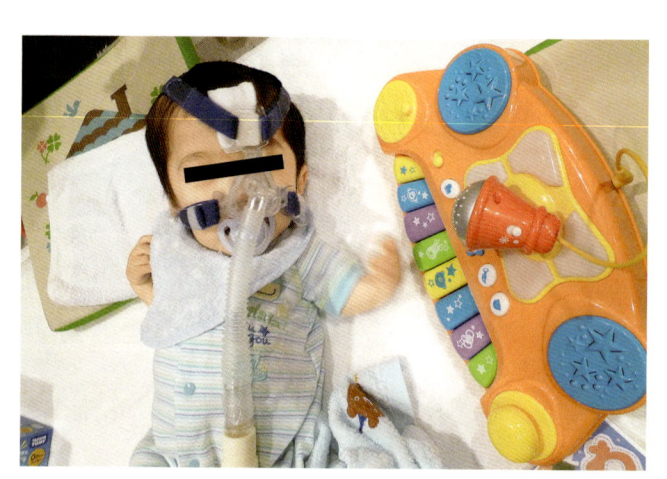

初診時。自宅では人工呼吸器を使用し、経鼻胃管栄養であった。つねにおしゃぶりをくわえたまま、安静時唾液を嚥下している。

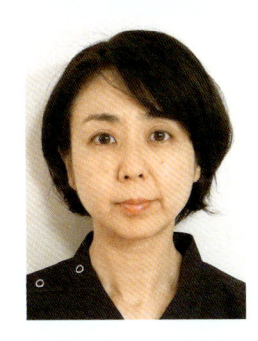

町田麗子
（日本歯科大学附属病院口腔リハビリテーション科）

歯科医師歴：19年
訪問診療歴：15年
月間の訪問延べ人数：6人
訪問時間帯：9時30分〜17時
訪問スタッフの構成：歯科医師1〜2名（研修歯科医師、歯科衛生士の帯同あり）
歯科衛生士の訪問診療歴：3年
訪問時の主な対応：摂食嚥下リハビリテーション
訪問時の設備：バイタルサイン測定機器（パルスオキシメーター）、聴診器
訪問に関する学会認定など：日本老年歯科医学会指導医・専門医・認定医、日本障害者歯科学会認定医、日本摂食嚥下リハビリテーション学会認定士

Ｆ 家族構成

両親、姉（同居）

Ｇ ADL

- 粗大運動能：頚部はやや不安定。バギー座位は安定するものの、支え座位は不安定。寝返り可能。
- 移動は抱っこもしくはバギー。
- 着替え、入浴、排泄は全介助。排泄はおむつを使用している。
- 人見知りが強くあったがリハビリテーションの実施が困難であり、徐々に家族以外の関わりに慣れてきた。

Ｈ 口腔衛生管理状況

口腔衛生状態：軽度に歯石の沈着があるものの、プラークの付着や歯肉発赤は認めない。

ケアの自立度と清掃状況：口腔清掃は家族の介助にて拒否なく実施が可能。含嗽は不可能であり、水をつけた歯ブラシでのブラッシングのみを行っている。

CASE
06

「診療方針の立案」までの3ステップ

STEP1 訪問の依頼～医療（介護）情報の収集と分析

　在宅生活では経管栄養による栄養摂取を行っていたものの、主治医は将来的に経口摂取へ移行したいとの考えが家族に説明されていた。訪問看護を利用しながら、在宅生活が軌道に乗ったことで、経口摂取の希望が家族からなされた。療育施設での摂食指導も検討されたが、人工呼吸器を使用していること、人見知りが強いことが阻害要因となり、訪問摂食指導の依頼となった。軟口蓋裂については、外科的介入の予定はなく、経過観察であった。

STEP2 診断

- 身長53.4cm　　● 体重5.3kg　　● 体温36.6℃
- SpO_2 97～99%　　● 脈拍124回/分、不整脈なし
- 便秘なし　　● 出血傾向なし　　● 歯科治療歴なし　　● 軟口蓋裂
- アレルギーなし
- 顔面や口腔内の麻痺等なし　　● 含嗽従命不可
- 歯式

D C B A	A B C D
D C B A	A B C D

- 口腔粘膜異常なし　　● 口腔乾燥なし　　● 口臭なし
- 摂食嚥下機能評価

　安静時の流涎なし。頚部聴診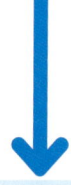による咽頭部雑音なし、むせなし。安静時唾液嚥下は確認され、嚥下前後の咽頭部雑音は認められない。つねにおしゃぶりをくわえたまま、唾液嚥下を行っている。顔面や口腔周囲、口腔内の過敏は認められない。味覚刺激訓練に対して顔を動かし、泣き、拒否が認められる。泣くことで咽頭部雑音が出現し、吸引が必要となる。安静時の吸引はほとんど行う必要がない。口唇閉鎖は弱く、舌突出は認められない。

用語5 頚部聴診
聴診器で頚部の呼吸音および嚥下音を聴取する嚥下障害のスクリーニング法である。主に咽頭相の嚥下障害を評価する。

STEP3　診療方針の立案

用語6　成人嚥下
嚥下時に口唇閉鎖が可能となり、先行期から口腔期が随意運動となる嚥下動態である。定型発達では5、6ヵ月ごろに乳児嚥下から成人嚥下に移行する。

用語7　間接訓練
24ページ「臨床のヒント」参照。

用語8　直接訓練
24ページ「臨床のヒント」参照。

用語9　口腔衛生管理
25ページ「臨床のヒント」参照。

　頚部聴診から、安静時の唾液嚥下の際に誤嚥のリスクは低いと判断をした。

　成人嚥下用語6の獲得に向け、口唇閉鎖機能の獲得、舌運動機能の獲得、味覚刺激の受容が必要と考える。発達期の摂食嚥下機能障害であるため、嚥下機能獲得を目指した間接訓練用語7の実施、経験不足からくる味覚刺激に対する拒否の緩和と受容、直接訓練用語8開始が目的となる。

　しかし、母のみとの愛着関係が強く、母以外の他者が接触することに対する心理的不安が強いことから、母による訓練を中心に開始し、心理的発達が得られたタイミングで父や訪問看護師などによる訓練を導入することとする。また、間接訓練と味覚刺激訓練時には、患児の表情だけでなく、脈拍やSpO$_2$を確認しながら実施し、身体的、また心理的ストレスが強くならないように配慮する。

　口腔衛生管理用語9は通院医科病院に併設の歯科で管理を継続的に行っているため、訪問では経過観察のみとした。

　経口摂取開始に対する家族の希望が強いものの、本人の拒否があり、摂食嚥下機能だけでなく、心理的拒否も一因となっている。そのため拒食となるリスクも高いことから、摂食嚥下リハビリテーションを進める際には、家族の心理にも十分に配慮し、サポートを行う必要がある。

　呼吸状態が改善し、通院が可能となれば、外来通院へ移行することも長期的には検討を行っていく。

CASE
06

治療計画

1 間接訓練や味覚刺激の摂食嚥下リハビリテーション
　（保護者、訪問看護師）

2 口腔衛生管理（通院）

3 悪習癖の予防

［初診〜1年］

母親を中心に、家族と訪問看護師による訪問摂食指導として間接訓練（口唇訓練、舌訓練、ガムラビング）を1日1回実施とし、ほぼ毎日実施可能であった。味覚刺激は、本人の拒否が強く、飴だけでなく、母の指に味をつける、自ら持てるものを用いるなど、味だけでなく手法を変えてみるものの受容にはつながらず、味覚刺激訓練の開始ができなかった。おしゃぶりを外す時間を増やすように指導した。

口腔衛生管理は半年に1回のペースで通院先にて継続し、特記事項はない。

訪問頻度は、1〜2ヵ月に1回程度で継続し、期間中の摂食嚥下機能には変化はなく、それに対する指導内容はすべて継続。

［1年目］

家族からの提案もあり、訪問頻度を3〜6ヵ月間隔に変更する。摂食嚥下機能には変化はなく、それに対する指導内容はすべて継続。

［1年5ヵ月目］

臥位のままシリンジで口腔内へ水をふくませることが、家族間で開始となっていた。口腔内に保持し、そのまま吐き出すために、咽頭流入の所見は認められないが、誤嚥のリスクが高いこと

から、中止を指導した。間接訓練と、味覚刺激への取り組みは継続。

［1年9ヵ月〜］

抱っこの姿勢で、シリンジから口腔内に水を含ませ、その状態でおしゃぶりをくわえて嚥下をすることが家族間で開始となっていた（図1）。前歯部の開咬も認められる。下顎と口唇を閉鎖して成人嚥下を獲得する動きを阻害する要因となるため、おしゃぶりをくわえての嚥下動作を中止するように指導した。水の摂取はスプーンによるすすり込みの訓練として行うように指導をした。また、安静時のおしゃぶり使用を中止していくように再度指導を行った。

機能獲得には時間がかかり頻回な指導は必要ないと判断したものの、家族による経口摂取に向けた独自の方法が導入されることが続いたため、悪習癖の定着を予防する目的で、訪問頻度を再度1〜2ヵ月に1回間隔に戻した。

この時期には粗大運動能が獲得され、頸定が十分ではないもののほぼ安定し、支えての座位が可能となってきた。訪問でのリハビリテーション（理学療法、作業療法）が開始となり、また座位保持椅子の使用が開始となった。

水分摂取（水、トロミなし）を開始していたため、外来での嚥下造影検査を検討するものの、水以

図1　異常習癖

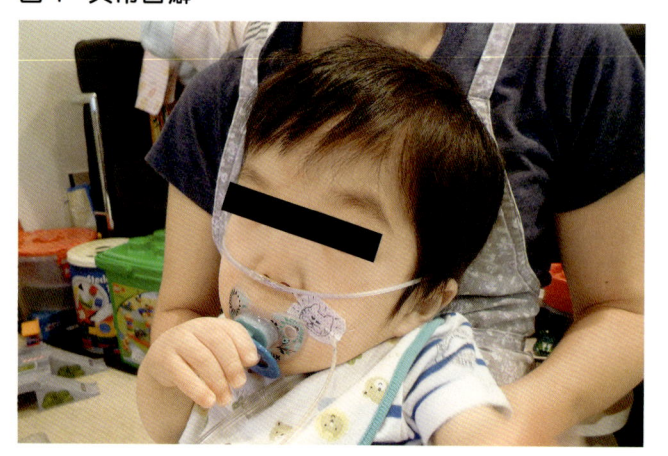

一口の水を入れた後におしゃぶりをくわえて嚥下する癖があった。

外はすべて拒否であるため造影剤を検査に用いることが不可と判断し、嚥下機能の精密検査は見送り、少量の水分摂取は経過観察とした。

[3年目～]

知的機能は発達が認められ、舌や口唇の能動的訓練に対して模倣と従命が可能となったため、間接訓練を導入した。味覚刺激訓練は、ジュースやお茶、ペーストなどを口にすることがときどきみられるようになったが、警戒心は強く、引き続き拒否がみられた。心理的拒否が強くならないように、本人が嫌がるときには無理に行わないように繰り返し指導を行った。

コップから水分摂取が可能となり、嚥下時の頸部聴診と外部観察による異常所見は認められないため、経過観察とした。水とお茶以外は拒否であるため、引き続き嚥下造影検査は延期とした。日常でのおしゃぶり使用や嚥下時の開口などの異常習癖は認められなくなった。

乳歯の萌出が完了し、自ら歯ブラシを口に運び動かす様子がみられるようになってきた。

[4年1ヵ月目～]

肢体不自由特別支援学校に就学。水分摂取は学校でも許可が下り可能となる。療育施設への通園も開始となり、当科による訪問診療は終了し、通院(他院もしくは当院)の検討となる。

療育施設での他児との関わりのある環境において、味覚刺激訓練の受容が緩和されてきた。数口だけではあるが、自らスプーンを持ちペーストを口に運ぶ様子がみられるようになってきた。

[4年4ヵ月目]

外来での嚥下造影検査を実施する(図2)。水分、ペーストともに誤嚥なく摂取可能であり、5ccは1回で嚥下可能であった。咽頭部の残留も認められなかった。療育施設、学校に対して、直接訓練の実施が可能である旨の情報提供を行った。また、外来診療へ移行し、訪問診療は終了となった。

[現在まで]

徐々に直接訓練による経口摂取量が増加し、学校給食も開始となった。初診から5年4ヵ月後に全量経口摂取が可能となり、現在は食形態の変更を目指し、外来での摂食嚥下リハビリテーションを継続中である。軟口蓋裂は現在も経過観察となっている(図3)。

CASE
06

図2　嚥下造影検査

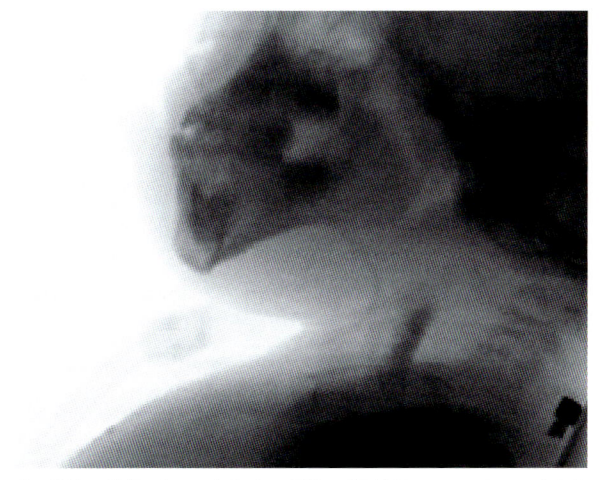

嚥下機能の獲得に加え、慣れない環境で造影剤入りのテストフードを食べることのできる心理的な発達を待ち、検査を計画した。

図3　口腔内所見

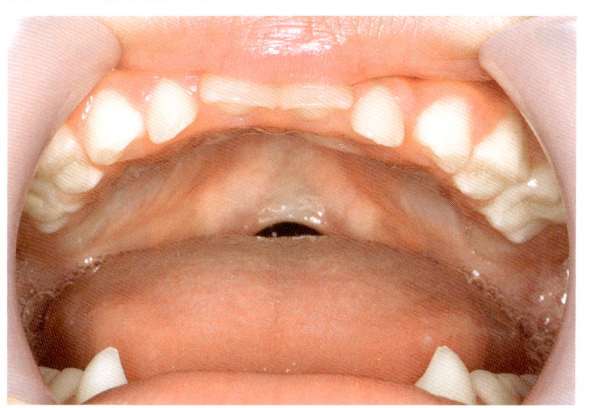

口腔衛生管理は良好。軟口蓋列は経過観察となっている。

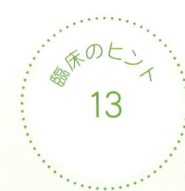

小児の発達支援を含めた、長期にわたるサポートの必要性

町田麗子

通院困難な在宅療養中の小児患者は、人工呼吸器、経管栄養などの医療機器を用いながら生活している。重症児を目の当たりにし、歯科医療者として何ができるのか戸惑うことも多いであろう。患児や家族と向き合うためには、生活を十分に理解する必要がある。

生まれた子どもに先天的な障害があること、また、元気に生まれた子どもが中途障害を持つということは、家族の心理に深い影響を与える。障害の受容過程の心理反応は、ショック、否認、悲しみと怒り、適応、再起の5段階の過程を経ると言われている[1]。早期に歯科の介入を始めると、家族が子どもの障害を受容する途中であると感じることも少なくない。また、どんな親でも育児に困難を感じる場面があるが、一般的に乳幼児の心身は短期間に目覚ましい発達を遂げるため、定型発達時に対する困難感は数ヵ月後には改善しているケースも多い。しかし重症児の発達過程は緩やかで、変化を感じにくいため、家族の困難感はなかなか解消せず、焦燥感も募りやすい。そのため、長期にわたるサポートの中で、「今できていること」を共有し、「手が届く次の目標」を提示することが大切である。

重症児に対する在宅での歯科医療は、口腔衛生管理と摂食指導が大きな柱となる。

❶口腔衛生管理

う蝕など歯科的な疾患の予防に重要な口腔衛生管理では、口腔衛生状態の維持・改善だけでなく、歯の萌出や永久歯への交換など、環境変化も見逃さないようにしたい。また、家族や歯科医療者が口腔周囲に触れることは、口腔内や口腔周囲の触感覚過敏の予防にもつながるため、多くの関わりが期待される。

歯科的介入にあたっては、呼吸管理をともなうことも多いため、かかりつけ歯科医は日常的なケアを訪問診療で行い、う蝕や乳歯抜歯などの治療は一次医療機関などへの依頼を検討するとよい。そのため高次の歯科医療機関と事前に連携をとる必要がある。

❷摂食指導

〈唾液嚥下が困難な子どもへの対応〉

一般的に摂食指導では「よく噛む」「食形態の変更」「食べ物で誤嚥しない」などを目標に掲げることが多いが、重症児では哺乳や食べることも困難である。そこで、まずは「唾液を嚥下する」ことが目標となる。

唾液嚥下が困難だと、昼夜問わない頻回な吸引が必要となり、口腔からの持続吸引を24時間行うこともある。唾液の誤嚥は呼吸に影響を及ぼすため、昼夜問わず家族による医療的ケアが増え、本人だけでなく家族のADL低下の原因ともなる。このようなことから唾液嚥下を目標とした間接訓練を行うことになるが、その介入が数年にわたるケースもある。食べ物を用いない間接訓練が長期的に継続すると、家族だけでなく医療者も焦りを感じやすい。しかし嚥下機能の発達には全身状態の安定や、粗大運動や心理的な発達を十分に待つことも重要である。さらに、触感覚過敏の予防や、CASE06で提示した悪習癖の予防的な関わりとしての意義もあるため、「食べ物を食べる」だけが摂食指導ではないことを心に留めたい。

〈哺乳や食べることを始めている子どもへの対応〉

呼吸など全身管理が必要な重症児が、唾液や食べ物を嚥下する練習をする際には、医科との連携が欠かせない。さらに、日々の体調変化が大きく家族だけが子どもの小さな変化に気がついていることもあるため、訪問看護師などの医療者はもちろん、家族への問診を十分に行うことも非常に重要である。子どもを中心に、家族、主治医、訪問看護師などと十分に連携を取りながら、「発達をしていく」という視点を持ち、発達を待つ焦りへの解消や、専門家として小さな発達を見逃さずに家族に伝えることで、家族が次の発達を楽しみに待てるように努めたい。

〈参考文献〉
1. Drotar D, Baskiewicz A, Irvin N, Kennell J, Klaus M. The adaptation of parents to the birth of an infant with a congenital malformation: a hypothetical model. Pediatrics 1975;56(5):710-717.

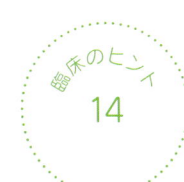

障害者に関わるにあたり知っておきたい「中期食」

野本たかと

「中期食」という言葉は元来、離乳を進める離乳食からきている。離乳はそのステージによって「初期」「中期」「後期」に分類され、そのときに適した食形態を「初期食」「中期食」「後期食」と呼んでいる。中期食は定型発達児では7、8ヵ月ごろの食事形態で、この時期は「モグモグ期」とも言われている。このころの子どもたちは、口腔内に取り込んだ食物を舌と口蓋でつぶして食べる。主食では全粥程度、副菜では煮野菜や豆腐などで、舌と口蓋で簡単につぶせない食材はすりおろしたり、つぶしてマッシュ状にして対応する。「指で簡単につぶせる程度の食材」と大まかに表現することが多いようである。保護者が家庭で作るのにもっとも苦労するのが、この中期食と言えるかもしれない。

「中期食」という表現は、離乳期だけでなく、特別支援学校や障害者施設での食形態の分類の呼称にも用いられることが多い。すなわち離乳中期のころと同様な摂食機能の場合である。この呼称については、保育所や就学前の障害児施設では違和感はないが、対象者が学童期の高学年や成人となると違和感を覚えるようである。特に、成人なのに離乳食のようなものを食べなければならないのかと感じる保護者も少なくない。

また、施設によっては名称が中期食となってはいるものの、離乳食の中期食とは異なることも多い。普通食をミキサーにかけて大きな硬い粒が残ったままでも中期食と呼ぶ施設、キザミ食をさらに細かく刻んだものをそう表現する施設、初期食のペーストにざらつきを残しただけのものをそう呼ぶ施設など、ばらつきがある。そのようなことから日本摂食嚥下リハビリテーション学会では、「発達期摂食嚥下障害児(者)のための嚥下調整食分類2018」[1]を策定した経緯がある。

〈参考文献〉
1. 日本摂食嚥下リハビリテーション学会医療検討委員会.発達期摂食嚥下障害児(者)のための嚥下調整食分類2018. 日摂食嚥下リハ会誌 2018;22(1):59-73.

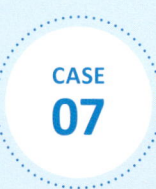

10年以上歯科を受診していなかった
重症心身障害者のケース

患者DATA

初診時：50歳

性別：男性

主訴、依頼内容：施設入所をきっかけに歯科健診の実施によって歯石沈着が指摘され、生活介護スタッフから歯石除去の依頼があった。

訪問現場：重症心身障害者施設

A 初診時の問題点

　初診日2014年7月。重症心身障害者施設に2014年から入所中。全身状態としては、脳性麻痺による歩行困難であるが、座位は可能であり車椅子を使用していた。他害があるため両手にはタオルが巻かれており自由に動けないように対応されていた。

　口腔内の状態は、上下顎ともに左右智歯まで欠損がなく計32歯が残存していた。口腔内状態はきわめて不良で、慢性辺縁性歯周炎中等度および多量の歯石沈着を認めた。

　食欲はあるが咬合状態が不良で咀嚼に困難性を認めた。

B 既往歴

- 脳性麻痺
- 知的能力障害
- てんかん
- 水頭症

C 服用薬

- フェノバール®錠30mg
  ［催眠・鎮静・抗けいれん剤］

D 栄養状態

経口

E 介護度

身体障害者手帳　1級

F 家族構成

重症心身障害者施設入所中のため別居

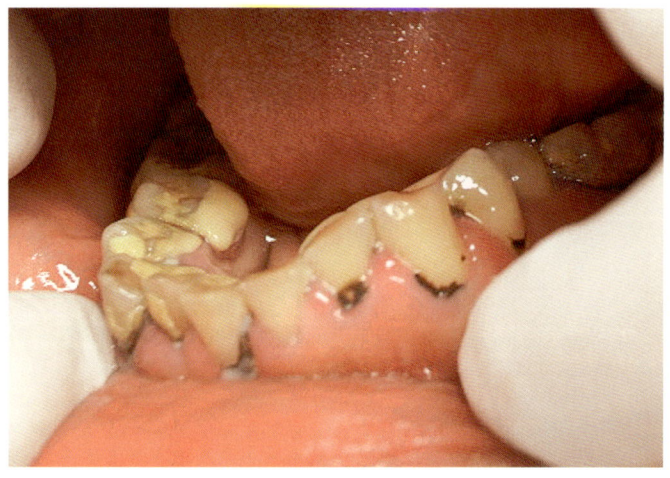

初診時の口腔内。多量の歯石沈着がみられた。

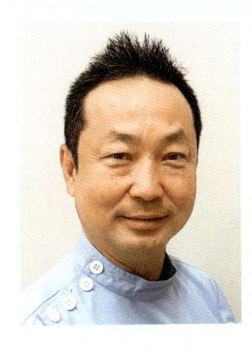

野本たかと
（日本大学松戸歯学部付属病院特殊歯科）

歯科医師歴：31年

訪問診療歴：17年

月間の訪問延べ人数：15人

訪問時間帯：9時30分〜12時30分

訪問スタッフの構成：歯科医師2名、歯科衛生士1名、研修医1名、学部学生2名

歯科衛生士の訪問診療歴：3年

訪問時の主な対応：口腔のケア、義歯調整、義歯製作、保存処置、抜歯、摂食嚥下リハビリテーション

訪問時の設備：切削機具（エンジン、タービン）、バイタルサイン測定機器（血圧計、パルスオキシメーター）、吸引器

訪問に関する学会認定など：日本障害者歯科学会指導医・専門医・認定医、日本摂食嚥下リハビリテーション学会認定士

Ⓖ ADL

- 座位は可能であるものの、立位や歩行は困難で車椅子にて生活している。
- 着替え、入浴、排泄、歯磨き、食事は全介助。

Ⓗ 口腔衛生管理状況

口腔衛生状態：残存歯は不潔で、多量の歯石沈着を認めた。また、周囲の歯肉の発赤腫脹は顕著であった。

ケアの自立度と清掃状況：口腔清掃は患者自身では行えず、入所施設職員が磨いている。

CASE 07

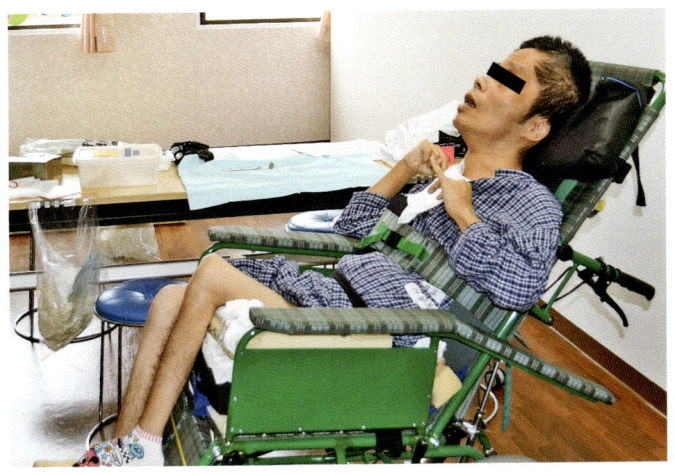

日常生活の大半が全介助。

「診療方針の立案」までの3ステップ

STEP1　**訪問の依頼〜医療（介護）情報の収集と分析**

　当患者の入所施設に対して当科は施設開設当時から、患者や家族などから治療の求めがあった場合に訪問診療を行っており、信頼関係および連携体制が整っていた。当患者の精神面を含んだ全身状態や口腔清掃実施状況などの日常生活については、保護者と生活していた在宅のころとは異なると予想されるため詳細に施設職員から聴取をした。

　知的能力障害を認めるも、介助者の顔色をうかがうような対応もあり、こちらからの声かけについて理解している内容もあると予想された。

STEP2　**診断**

- 身長 162cm　● 体重 43.3kg　● BMI 16.5
- 便秘なし　● アレルギーなし　● その他の問題となる医科的所見なし
- 10年以上歯科治療歴なし
- 水頭症で頭部の安定を図ることが難しく車椅子の机に肘をついたり、背部に支点をとるなど姿勢にアンバランスを認めた。
- 嚥下障害なし　● 含嗽不可能
- 歯式

8 7 6 5 4 3 2 1	1 2 3 4 5 6 7 8
8 7 6 5 4 3 2 1	1 2 3 4 5 6 7 8

- 中等度歯周炎のため動揺I度程度　● 臼歯部に交叉咬合、早期接触あり
- 歯肉の発赤腫脹あり　● 口臭あり
- 摂食嚥下機能評価

　交叉咬合、早期接触による顎の側方運動の困難性を認めるも舌および顎の側方の動きは可能であった。また、姿勢の維持困難によるすくい動作[用語1]の不安定感、自食による一口量の調整不足や前歯咬断の機会の少なさから1回摂取量が多いことによって準備期[用語2]に困難性を認めた。しかし、嚥下機能には問題を認めなかった。水分摂取もトロミなしで可能。やや捕食[用語3]が弱い傾向にあった。

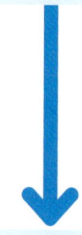

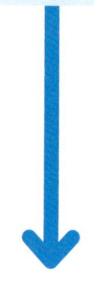

用語1 すくい動作

スプーンなどの食具を用いて、お皿から食物をすくい口へ運ぶ、目と手と口の協調動作。食事動作の中でも難しい動作である。

用語2 準備期

53ページ「臨床のヒント」参照。

用語3 捕食

食物を口唇や前歯で口腔内に取り込むこと。食物の硬さや温度、ざらつきなど物性や適切な一口量を知るための大切な機能。

STEP3　診療方針の立案

　初診時に口腔内を観察すると、う蝕はないものの多量の歯石沈着および歯肉の発赤腫脹を認めた。診査時には、久しぶりの歯科治療のために、術者の手を振り払うなどの拒否行動が激しく認められた。他害防止のための手のタオルは装着したまま行った。

　治療は、歯周基本治療を中心に進めていくこととした。しかし、拒否が強いことから、主に系統的脱感作法[用語4]を用いてスモールステップで進めていくことにした。また、痛みが増大することで拒否につながる可能性もあることから、スケーリングによる知覚過敏が生じないように考慮して一度に全顎の歯石除去を行わずに本人の様子を確認しながら、複数回に分けて行うこととした。また、歯周疾患の悪化を予防するために施設職員に対してブラッシング指導を計画した。

　初診時のBMIが16.5でやや痩せ気味なこと、十分な摂食嚥下機能を認めなかったため摂食嚥下リハビリテーションを入所施設の管理栄養士とともに連携しながら指導を行うこととした。

　短期間の歯周治療では今後、歯周状態が悪化することが予想されるため治療終了後も担当看護師・担当生活介護スタッフなどの同席のもと定期的なメインテナンス管理を行うこととした。

用語4　系統的脱感作法
74ページ「臨床のヒント」参照。

CASE
07

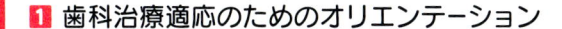

治療計画

1 歯科治療適応のためのオリエンテーション

2 歯周基本治療（少数歯からのスケーリング）、施設職員への
　　ブラッシング指導

3 摂食嚥下リハビリテーション

4 定期的なメインテナンス

治療経過

［初診〜3ヵ月目］

　日常使用している車椅子がもっとも姿勢が安定するため、車椅子を使用しての治療を行うこととした。しかし、恐怖心による拒否が強く、日常で使用する歯ブラシを用いながら系統的脱感作およびTSD法（Tell Show Do）[用語5]を実施し、開口が可能となってから歯周基本治療へと移行した。ある程度、歯ブラシやデンタルミラーで開口できるようになってから、歯科治療器具に慣れるためのオリエンテーションを目的に超音波スケーラーのもっとも弱い力の状態で1〜2歯の歯石除去から行った。診療時間は10分を超えないようにした。時折、術者の手をつかむなど拒否行動が認められたが、治療3回目から徐々に適応状態が良好になり、良好な受診状況に合わせて超音波スケーラーの力を上げていくと治療時間が20分ほどに延長された。除石範囲が広くなると歯肉の発赤腫脹が減少し、口腔内状況が良好へと変化した。

　摂食嚥下リハビリテーションでは、捕食や水分のすすり飲みなどを指導し、口腔内状況改善の効果とともに摂食嚥下機能の向上を認め、徐々に体重が増加した。

［4ヵ月目〜現在］

　診療開始6ヵ月後には歯肉の炎症が安定し、10ヵ月後にはメインテナンスに移行できた（**図1**）。

　摂食嚥下機能に関しては、捕食指導による口腔周囲筋の強化および食内容指導による栄養管理を行った。食形態は初診時から全粥およびマッシュ食とした。指導3年後には口腔機能の向上とともに栄養管理により、BMIが標準値になった（**図2**）。

　成人の重症心身障害者では保護者の高齢化によって、医学的対応が長年にわたり中断してしまっていることがある。本症例も、高齢の保護者によって外来受診が困難となり口腔内状態の悪化による適切な口腔機能が発揮できない状態となっていた。

　また、肢体不自由と知的能力障害が合併している場合、機能があるにも関わらず「不十分な

用語5 TSD法（Tell Show Do）
治療時に使用器具を何も言わずに口腔内に挿入せずに、事前に口腔外で説明（Tell）後、見せて（Show）から行う（Do）こと。

図1　歯石除去後の定期的なメインテナンス時

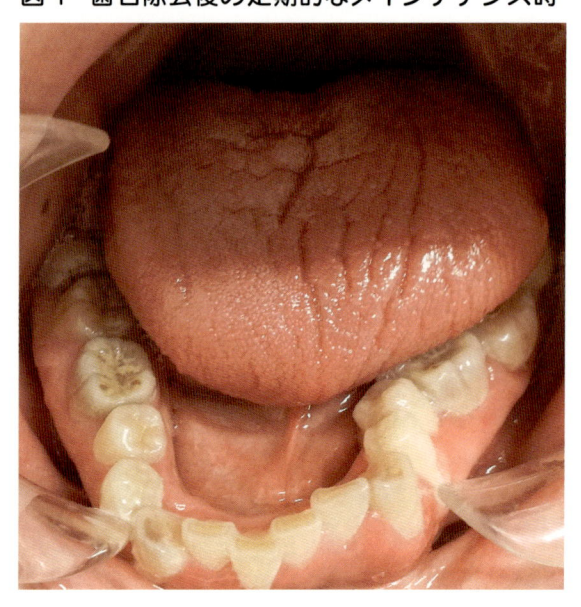

歯磨きは仕方がない」「ペースト食でよい」「痛みを訴えてから歯科受診をすればよい」などと考えられ、特に他害や自傷がある際にその傾向は強いと言える。しかし、歯科の外来と同様に愛のある診療（tender loving care）のもとに行動調整を行いながら、適切な対応をすることによって受け入れられることは多い。特に、日常生活を営む場で、日常生活を支援してくれる専門スタッフとともに障害特性、患者の性格、患者の生活を見直しながら行うことでより良好で適切な支援となる。

本対象者では良好な口腔環境となったことで、良好な口腔機能となり食事の摂取状況もよくなり、BMIが向上したと考えられた。

図2　患者の体重、BMIの推移（身長は162cm）

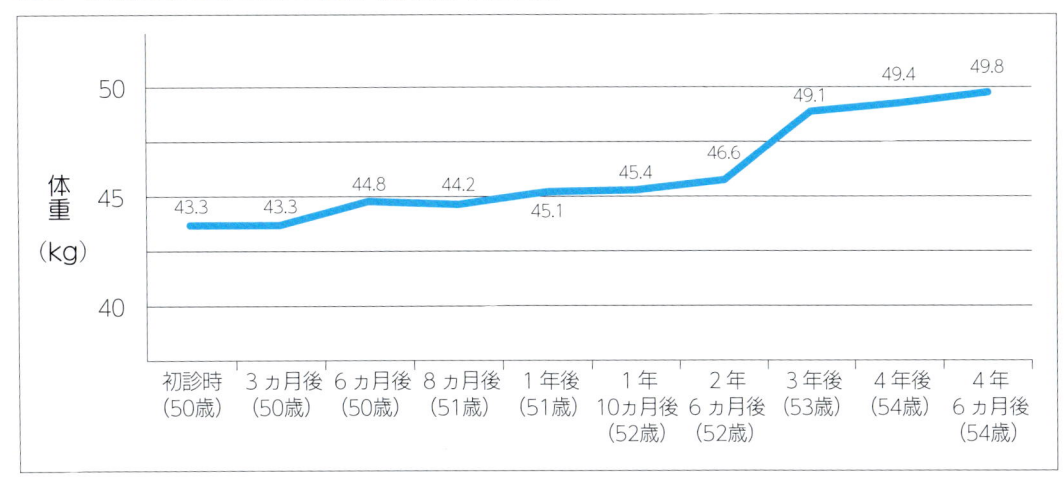

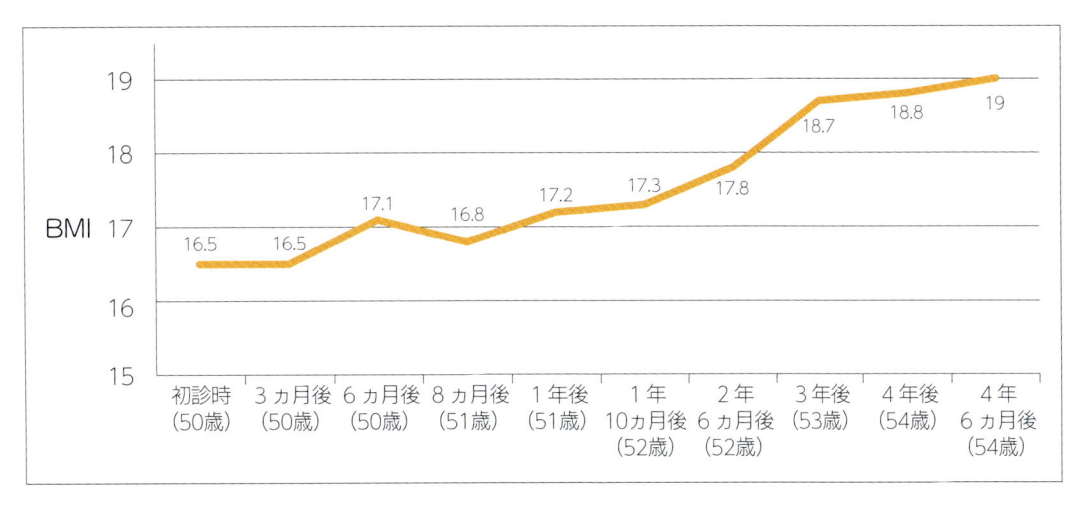

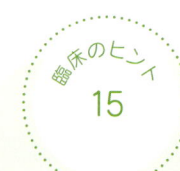

なぜ口を開けてくれないの？
―スモールステップで進める系統的脱感作法―

野本たかと

障害児者への歯科治療のために訪問し、口を触ろうとすると高齢者や外来患者と違って口を開けてくれなかったり、触ると嫌がるから難しいという先生方がいる。実際、発達期の障害児者では、触れられることで極端に身体が緊張したり、時に呼吸を止めてしまう方がいるのも事実だ。なぜ、そのような拒否の状況となるのだろうか。

歯科治療時に嫌がる反応には二つある。一つは、本能的に身体が拒否する過敏、二つめは自身が嫌だと反応する拒否である。

「過敏」は、さまざまな感覚に対する反応である。私たちの専門とする口腔は身体の正中部分に位置し、他の部位に比べて触覚、痛覚、嗅覚などの感覚が鋭いと言われている。また、体は成長とともに感覚を選択できるようになり、時に鈍感になる。口腔も例外ではない。手やおもちゃ舐めといった顔面、口腔周囲への触覚遊びや歯磨きなどの接触刺激の経験を通して、少しずつ感覚の選択をしながら適切な感覚を獲得することで成長とともに過敏反応が減退していく。しかし、脳性麻痺などの肢体不自由児者では、障害の特性から指しゃぶりなどの経験が極端に少なくなるために感覚刺激の経験不足から過敏が存在しやすくなる。このようなときは、脱感作といって、本人だけではできない優しい触覚感覚を少しずつ体験させて過敏を除去していく。このときは優しくかつ、不快な刺激を避けながら行う。次に「拒否」の場合は、たとえば知らなかったり怖かったりと思うものへの受け入れや、強い力で引っ張られるといった自分が許容できる刺激よりも強い場合に起こる。

嫌がる反応には、「系統的脱感作法」という技法を用いて対応すると受け入れが良好となる場合がある。もともと系統的脱感作法は、心理学の行動療法に由来するもので、弱い刺激から強い刺激へと変えていく方法である。そのため、すぐに顔や口腔周辺を触るのではなく、体の中で比較的、鈍感な部分である遠位（正中から遠い部分に位置する手、正確には手首の辺り）から徐々に正中に近づけていき、最後に顔周辺、そして口腔内へと触れていく。歯科用の器具を用いる場合も同様である。突然、口腔内に挿入すると驚いて拒否行動が大きく出てしまうので、遠位から正中に少しずつ近づけていく。また、歯ブラシや診査ミラーなど本人にとって慣れ親しんでいたり理解しやすい器具から使用する。その際、一度にさまざまな内容を行うと頭の中で混乱を招いてしまうことがある。そのためリラックスを促した状態で、今日はこれとこれ、次回は前回に加えて新たな器具も、そしてその次はさらにもう一つ追加などの方法で、無理なく本人の様子に合わせていくことが大切である。もし、進めていくうえで嫌がったり強い拒否行動が認められたりしたら、一つ、時には二つ前に戻ってもう一度、納得してもらいながら進めていく。前進も後退もあって、最終的にゴールに達すればよいのである。拒否行動は失敗体験につながり、本人の自信を失わせてしまう。まずは、スモールステップで本人の成功体験を積み重ねることで患者と歯科医療者に信頼関係が生まれ、より円滑な歯科治療の実現に寄与できるだろう。とにかく、焦らず相手のできることを見つけて、スモールステップで！

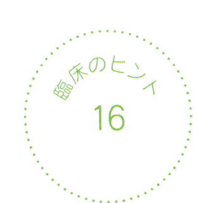

保護者の高齢化による
重症心身障害者への関わりの問題点

野本たかと

我国の高齢化と同様に発達期障害者の高齢化が進んでいる。子どもが年齢を重ねるということは当然、保護者も高齢となっていく。発達期障害児者の摂食機能の発達を促すには個々への訓練・指導も大切だが、保護者の正しい摂食嚥下機能の発達の理解も重要になってくる。しかし、高齢の保護者ではなかなか共通理解が得られないことがある。

我国の摂食嚥下リハビリテーションは昭和50年代に始まった。したがって、現在の40代以上の発達期障害者では摂食嚥下リハビリテーションを受けていない人が多いと考えられる。そのような方々の保護者は、日々の食事で多くのご苦労をされ、工夫をしながらご自身なりの自己流の介助法を確立し、長年対応してきた。時に、その方法が誤りの場合もあり、変更を与儀なくされるわけだが、当然、保護者には養育してきた自負もあり、戸惑われることが多い。特に変更に苦労する内容としては、姿勢や食形態、食事介助が挙げられる。摂食時の良好な姿勢はとても重要である。医療者として適切と考えた姿勢を提示し指導すると、保護者がその変更に躊躇したり拒否することも少なくない。食形態もしかりである。摂食嚥下機能から考えると普通食は窒息などの危険をともなうため、指で簡単につぶせる程度の形態（ソフト食あるいは中期食）の提供が適切であるとお話すると、保護者の多くは「今まで食べられたので問題ない」「噛む食材がなければ噛めなくなる」とおっしゃる。自分の子どもに対する育児への自信とともに、子どもの加齢による機能低下に気づけていないのである。平日を施設で過ごし、週末を

実家で過ごす方の場合、たとえば施設で適切な中期食の提供がなされていても家庭に帰ると大好物の焼き肉を食べた、あるいは普通食のとんかつを食べたなどと耳にするたびに、今回も窒息しないでよかったと安堵することはよくある。食事介助方法が自己流の場合、適切な介助法を説明しても、保護者は自分の方法であればよく口を動かして食べる、時間をかけずに食べられると耳を貸すどころか医療者に指導してくれることすらある。その様子を、じっくり観察していると、子どもが親の介助に合わせて食べ方を変えていると思わざるを得ない場面を多く体験する。これもある意味、誤学習である。

いかに正しい指導や食事介助法であったとしても、家庭で行ってもらわなければ意味がない。そのため、保護者に対していかに現状を納得してもらえるかが重要である。しかし、保護者が高齢になると上記に示したように難しい。また、長年、同じ施設で生活している場合は施設職員も同様である。在宅では家庭ごとに、施設では保護者や施設職員向けの講演会や説明会などの時間をいただいて相互理解が図れるように努めている。対象者に関わる家族、施設職員の理解のもとで協力しながら摂食嚥下リハビリテーションを実施することで、初めておいしく安全に食べるという摂食嚥下リハビリテーションの効果が発揮されると考える。その場合、歯科医療者は口腔の専門家だからと口の中ばかりを見ていては、生活の向上にはならない。このような家族支援や生活支援を行える歯科医療は、本当に楽しく充実した仕事だと筆者は思う。

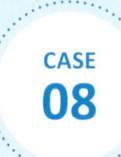

筋緊張のアンバランスから義歯装着困難な症例へのアプローチ

患者DATA

初診時：54歳

性別：女性

主訴、依頼内容：「入れ歯を新製してほしい」との治療依頼が保護者からあった。

訪問現場：障害者生活介護施設

Ⓐ 初診時の問題点

初診日2016年3月。障害者生活介護施設に2008年から入所中。全身状態としては、脳性麻痺による歩行困難および体幹維持困難を認めた。

口腔内の状態は、|3と8|のみが残存しており、他部は上下顎とも局部床義歯を使用していた。局部床義歯は、繰り返された増歯および鉤歯の動揺のために不適合となっていた。

2008年に入所する以前から保護者つき添いのもと当科の外来診療を受診していたが、施設入所後から外来への通院が困難となり、訪問診療となった。義歯の不適合や鉤歯の動揺なども認める状態だったが、施設での食事は常食の形態で提供されており、食べにくいことが示唆された。

Ⓑ 既往歴

- 脳性麻痺
- 知的能力障害
- てんかん

Ⓒ 服用薬

- アレビアチン®注250mg[抗けいれん剤]
- ビタメジン®配合カプセルB25[ビタミン剤]
- ザイザル®錠5mg
  [アレルギー性疾患治療剤]
- シングレア®錠10mg
  [気管支喘息・アレルギー性鼻炎治療薬]

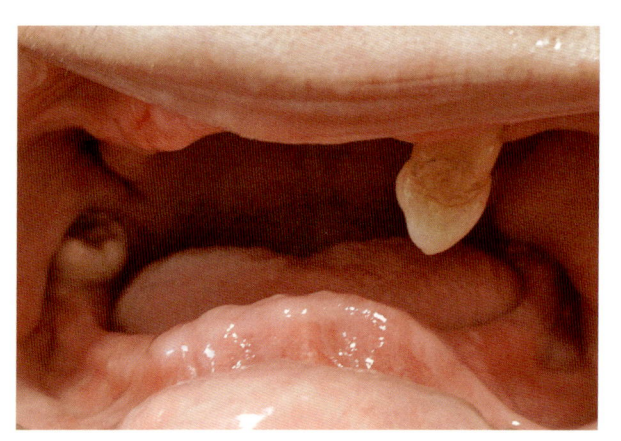

初診時の口腔内。上下顎1歯のみ残存。

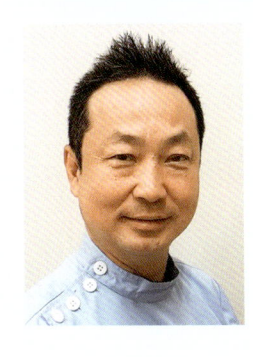

野本たかと
（日本大学松戸歯学部付属病院特殊歯科）

歯科医師歴：31年
訪問診療歴：17年
月間の訪問延べ人数：15人
訪問時間帯：9時30分〜12時30分
訪問スタッフの構成：歯科医師2名、歯科衛生士1名、研修医1名、学部学生2名
歯科衛生士の訪問診療歴：3年
訪問時の主な対応：口腔のケア、義歯調整、義歯製作、保存処置、抜歯、摂食嚥下リハビリテーション
訪問時の設備：切削機具（エンジン、タービン）、バイタルサイン測定機器（血圧計、パルスオキシメーター）、吸引器
訪問に関する学会認定など：日本障害者歯科学会指導医・専門医・認定医、日本摂食嚥下リハビリテーション学会認定士

Ⓓ 栄養状態
経口

Ⓔ 介護度
身体障害者手帳　1級

Ⓕ 家族構成
障害者生活介護施設入所中のため別居

Ⓖ ADL
- 座位は可能であるものの、立位は支えが必要で長時間は困難。
- 移動は車椅子。
- 着替え、入浴、排泄、歯磨きは部分介助。
- 食事は食べこぼしがみられるものの、食具を使用してすべて自食。

Ⓗ 口腔衛生管理状況
口腔衛生状態：残存歯、義歯ともに清掃はおおむね良好。
ケアの自立度と清掃状況：口腔清掃は患者自身が毎食後に行っていた。しかし、完全とは言えず、入所施設職員によって必ず仕上げ磨きが行われている。義歯の洗浄、管理は施設職員にゆだねられていた。

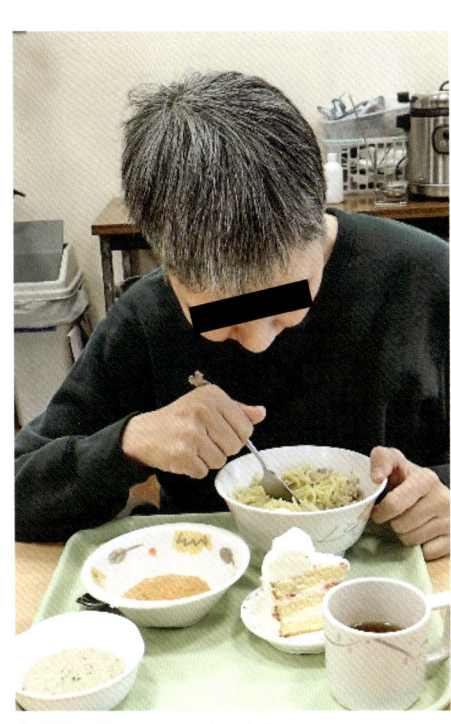

食事はスプーン、フォークで自食。

CASE
08

「診療方針の立案」までの 3 ステップ

STEP1 訪問の依頼〜医療（介護）情報の収集と分析

　患者の入所施設に対して当科は、患者や家族などから治療の求めがあった場合に訪問診療を行ってすでに20年弱が経過しており、連携体制が整っていた。また、患者は通院可能な全身状態であった 3 年前までは、保護者のつき添いのもと外来にて診療を行っていたことから、あらためて主治医に対しての情報提供を必要とはしなかった。しかし、日常生活については保護者と生活していた在宅のころとは異なると予想され、口腔清掃実施状況や義歯の管理などを含めた日常生活について、詳細に施設職員から聴取をした。

　軽度の知的能力障害を認めるものの、こちらからの指示に対してはおおむね対応することができた。しかし、以前に比較して姿勢保持困難や動作が緩慢になるなど日常介助も増えているとのことだった。

STEP2 診断

- ●身長 157cm　　●体重 51.1kg
- ●便秘なし　　●アレルギーあり　　●その他の問題となる医科的所見なし
- ●歯科治療歴は外来通院から訪問診療へ移行
- ●顎顔面・口腔周囲に脳性麻痺特有の筋緊張のアンバランスが認められる、笑うときなどは過開口になることがある
- ●嚥下障害なし　　●ブクブク・ガラガラともに含嗽可能
- ●歯式

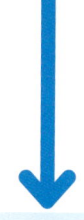

	3
8	

- ●中等度歯周炎による動揺I度程度
- ●上顎局部床義歯の不適合
　（繰り返す増歯および鉤歯が歯周炎で動揺しているため）
- ●口腔粘膜異常なし　　●口腔乾燥なし　　●口臭なし
- ●摂食嚥下機能評価

　歯の欠損による咀嚼障害による準備期[用語1]障害を有するが、先行期[用語2]〜咽頭期[用語3]までの一連の機能には問題を認めない。水分摂取もトロミなしで可能。やや捕食[用語4]が弱い。舌の側方への可動は良好であった。

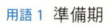

用語 1 準備期
53ページ「臨床のヒント」参照。

用語 2 先行期
53ページ「臨床のヒント」参照。

用語 3 咽頭期
53ページ「臨床のヒント」参照。

用語 4 捕食
食物を口唇や前歯で口腔内に取り込むこと。食物の硬さや温度、ざらつきなど物性や適切な一口量を知るための大切な機能。

STEP3　診療方針の立案

　全身状態としては安定していたが、義歯未使用のために丸飲み傾向にあり、心配との指摘があった。義歯不適合の原因の一つとして上下顎ともに軽度の動揺を認める一歯のみが残存しているために、義歯が回転しやすいことが挙げられた。そこで、残存歯を抜歯して総義歯を製作するという選択も考慮したが保護者の強い希望もあり、また新たな義歯の外形になることで本人の受け入れが困難になる場合も否定できないため、現行の口腔内状態を維持することとした。

　舌の側方の動き、ブクブクうがいが可能であることから頬の動きも可能と考え、歯の欠損がなければ咀嚼機能に問題はないと考えることができた。そこで、日常的に義歯装着を可能とすることで普通食の摂取が可能であると判断し、義歯製作を開始した。

　また、義歯使用に関して施設職員の協力が不可欠であり、義歯を使用した摂食嚥下リハビリテーションを施設にて実施することでおいしく安全に、本人が食べたい物が食べられる環境への支援を行うこととした。

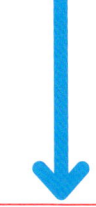

CASE
08

治療計画

1 上下顎新義歯の製作

2 摂食嚥下リハビリテーション

治療経過

［初診～1ヵ月半］

すでに義歯製作の経験もあったことで義歯印象、咬合採得などの一連の歯科治療に大きな問題は認められなかった。咬合採得時、本人が開口と閉口を随意的に繰り返そうとするとかえって不随意運動を誘発する場面はあったが、最終的には日常的に使用している車椅子にておおむね問題なく実施できた。

新義歯は、上顎の安定はよかったものの、下顎では口を動かすたびに浮き上がるという訴えがあった（**図1**）。しかし、実際の義歯の適合は上下顎ともに良好であった。そこで、日常的に使用することと食事開始5～10分装着してもらい、義歯に慣れてもらうように指導した。その際、義歯使用が完全ではないため、食形態の変更等は行わなかった。

［2～3ヵ月目］

食事開始の空腹時や急いで食べたいときに義歯が外れてしまうとの訴えがあった。しかし、摂食嚥下リハビリテーションを行うと本人に告げ、食事場面を施設職員と観察すると、そのときには義歯が外れることは一度もなかった。施設職員からは歯科医療者がいると、本人が他者に食事場面を見られているということを自覚し、ゆっくり食べようと心がけているように思うとのことであった。本対象者は義歯製作時に開口を促すと、脳性麻痺の特性とも言える過開口が顕著であったことから、食べたいという意思が強い場合には過開口となり義歯が不安定になると診断した。そこで、過開口とならないように本人に告げるも

のの知的能力障害のために理解は困難であったため、施設職員から食事中にゆっくり食べるように声かけを行ってもらった。良好に義歯を使用できているときには食塊形成も良好であることを施設職員にも確認してもらい、普通食に変更して食事中は義歯を必ず装着するように指導した。

［3ヵ月目～現在］

初診から3ヵ月後（義歯装着1ヵ月半後）、対象者自らが食事開始時に義歯を外すようになった。施設職員も対象者が義歯装着していると食べづらそうだと判断し、無理に装着を促さなかったとのこと。義歯未装着での普通食摂取は、丸のみで食事を摂取することになり窒息の危険があるため食形態を以前の中期食^{用語5}へ変更した。

現在では、起床時に義歯の装着を促し、食事時間の義歯の装着は本人にゆだねている。上下顎の義歯を装着したまま摂食する日と、両顎とも外す日、上顎だけ装着する日などが混在しているが、装着状況に全身状態、食環境、食内容や食欲など明らかな要因を見出すことはできていない。

重症心身障害者では身体障害の他に知的能力障害を合併していることが多く、指示が通りにくいと考えられてしまうが、繰り返しの指導によって指示が通ることも少なくない。

近年、障害者の歯科診療の問題として義歯装着の問題がある。歯磨きなどの日常の適切な口腔保健行動が取得できないためにう蝕や歯周炎などの歯科疾患に罹患しやすく、そのため歯の喪失を招くケースが健常者以上に認められる。しかしながら、歯が欠損したからといって補綴

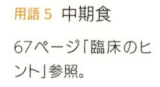

用語5 中期食

67ページ「臨床のヒント」参照。

図1　上下顎の新義歯を装着した状態

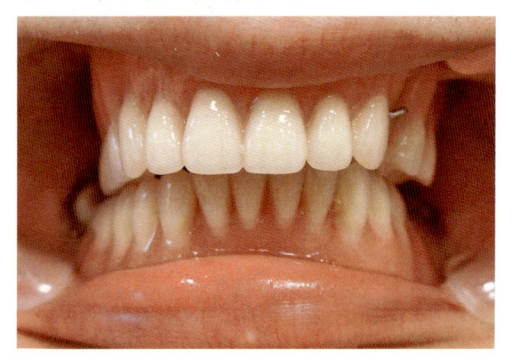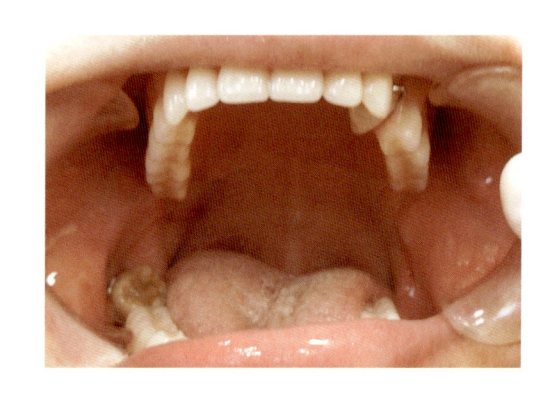

処置を行おうとすると健常者以上にその対応には困難さが認められる。特に義歯装着に関しては、きわめて困難と言える。

　知的能力障害の場合、装着の目的が理解できなかったり、装着の不快感からどこかに捨ててしまうケースなども見受けられる。本症例では、知的能力障害に加え脳性麻痺という運動障害があるために新義歯の違和感や義歯を良好に機能させるための筋機能にアンバランスさを認めるため、歯科医療者は義歯製作を最終目標とするのではなく、患者の状況を見守りながら時に義歯という装具を適切に使用するためのリハビリテーションを積極的に行うことが重要である。本症例では義歯

の製作や普通食を食べてもらいたいという家族の訴えから診療が始まり、実際、その機能を認める患者であったが、現在はその希望にこたえられていない。このように施設に入所している場合、施設職員の理解も重要であり、日常生活を支援している職員が根気よく義歯使用を促してもらうことが大切である。したがって、治療を開始する場合において、早い段階から患者を取り巻く多くの職種に関わってもらい、支援体制を構築することが大切であり、また、苦労するところであると言える。

　もし、当患者が自宅に住み家族が面倒をみていたら、義歯の装着やリハビリテーションなども積極的かつ厳しく行われていたのかもしれない。

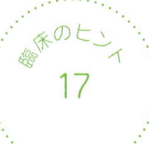

臨床のヒント 17　義歯を外す判断も大切！―重要なことは食べる機能を適切に評価し食の支援をすること―

野本たかと

CASE 08

　発達期の障害において、多数歯欠損の治療やケア計画の立案に戸惑うことは多い。一般に多数歯欠損の場合、義歯を用いて欠損補綴を行うが、発達期障害者ではその受け入れが困難なことが多い。たとえ装着できたとしても健常者と異なり、疼痛の訴えなどが難しいために重症な潰瘍となってから周囲が気づいたり、口腔内に挿入しているだけで機能が発揮できていない場合もある。超高齢社会にともなって障害者も高齢化しており、義歯の需要は高まっていることから、発達期障害者の義歯装着は今後の新たなテーマとも言える。

　義歯の設計法や人工歯の排列法は、今なおさまざまな検討が加えられている。義歯は粘膜への吸着力だけでなく、口腔周囲筋、舌などによってバランスを保ち、使用しなければならない。特に、顎堤の吸収の強い下顎の総義歯などで口腔周囲筋のアンバランスさを認める場合、使用の定着に苦慮した経験は誰しもあるだろう。そのような背景の中で、特性として筋緊張のアンバランスさを認める脳性麻痺などの場合では、義歯の安定を図るのはきわめて困難と言える。また、知的障害など理解力の問題などによる場合は、義歯の受け入れに苦労は絶えない。

　発達期障害者において多数歯欠損がある場合、摂食

機能の評価をしたうえで義歯の装着を判断する必要がある。また、本人の気持ちや理解への配慮も必要である。咀嚼が可能でも、義歯の装着を拒む場合もあり、そのときには、普通食では窒息などの危険性が増してしまう。また、使用がきわめて困難な義歯の使用を促しすぎると義歯の装着を拒むだけでなく、毎日の義歯使用のプレッシャーや失敗体験によって食事すら拒否することもある。そのような場合には欠損補綴による口腔環境の整備だけを行うのではなく、本人の受け入れられる状態で個々にあった食形態提供を検討する。

　歯科医療者は、普通食を食べさせることが目的ではなく、対象者のおいしく安全に食べることの実現を目指した生活支援を行う医療職である。歯の欠損をともなう摂食嚥下障害者の個々にあった食の支援を行うには、食べる機能を的確に評価し、補綴治療を含む義歯による口腔環境の整備が重要であることは間違いない。そのとき、義歯の装着がすべてではなく、口腔環境および全身状況を把握して義歯を外すべきと思われる対象者を見逃さず、さらに「外す」ことを選択する勇気を持つことが、安全に食べられる環境の提供となる。専門家としての的確な判断と勇気が、患者や家族の食べることへの幸せに寄与することは間違いない。

障害者施設に対する訪問歯科診療の必要性

野本たかと

　近年、発達期障害者の寿命の延伸とともに保護者の高齢化によって、在宅での生活が困難となり施設入所の選択をする場合がある。施設入所をきっかけに、う蝕や歯周疾患の罹患、口腔機能の低下などが進行したり、気づかれる場合を多く経験する。そのような障害者に対して歯科によるサポートが、食事、呼吸、会話、表情といった口腔機能の維持向上に寄与し、対象者のQOLを高めることにつながっている。また、集団生活における口腔の衛生管理や安全な食事といった観点から歯科医療との連携も、より強く求められることだろう。

　日本大学松戸歯学部障害者歯科学講座(付属病院特殊歯科)では、高齢者の訪問歯科診療に先駆け20年程前から重症心身障害など発達期障害や先天性疾患によって歯科外来受診が困難な障害児者へ入所施設での訪問歯科診療を行ってきた(図1)。

　発達期障害者とは、たとえば脳性麻痺、知的能力障害、染色体異常などの方々である。高齢者同様に施設入所の発達期障害児者も歯科医療の必要な方々は多く存在する。しかしながら、高齢者施設の訪問歯科診療に比べ、発達期障害を主とする施設への訪問歯科診療は少ない現状にある。疼痛緩和などの緊急性があっても、遠方の施設から大学病院に外来診療の連絡が入ることがある。歩行や姿勢の維持が困難な脳性麻痺やてんかん発作による転倒の危険性による通院困難、知的

能力障害や自閉症状のために馴染みの場所以外で開口などの指示を受け入れられないなどは多く経験するところだ。また、肢体不自由児者の窒息や誤嚥性肺炎の問題は摂食嚥下リハビリテーションの実施により低下傾向が報告されているものの、今なおそれが原因で亡くなることも多いことから、実際の食事場面における摂食嚥下リハビリテーションの希望も多くある。さらに人工呼吸器装着などの医療的ケアが施されているために外出が難しい障害児の対応の必要性が注目され、全国的に小児在宅歯科医療ネットワークや連絡協議会などが発足し検討され始めている。

　これほどニーズがあるのになぜ、一般化されていないのだろうか。理由の一つとして、先天性の障害児者の歯科診療への歯科医療者側の理解不足が挙げられる。実際、障害児者の治療は開口保持が困難なのでは、歯ブラシや歯科治療器具を噛んで歯が折れるのでは、知的能力障害や自閉症状のために歯科治療を理解できずに術者の手をつかむのでは、と想像するとともに、そのようなことが器具やスタッフが十分でないところで起きたらと躊躇してしまうと聞く。また、開口保持や全身状態の把握のためのモニタリングの器械など特殊な機器が必要だろうと敬遠される傾向にもあるようだ。今後、在宅障害者ならびに施設入所障害者の訪問歯科診療がより一層、求められると予想される中で、発達期障害児者の訪問診療の積極的な歯科学教育が重

図1　発達期障害者施設での訪問診療風景

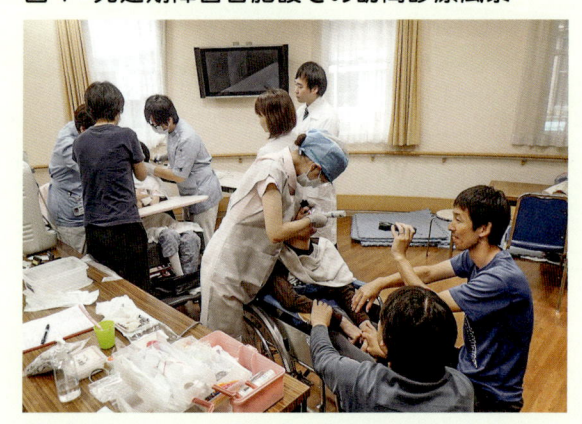 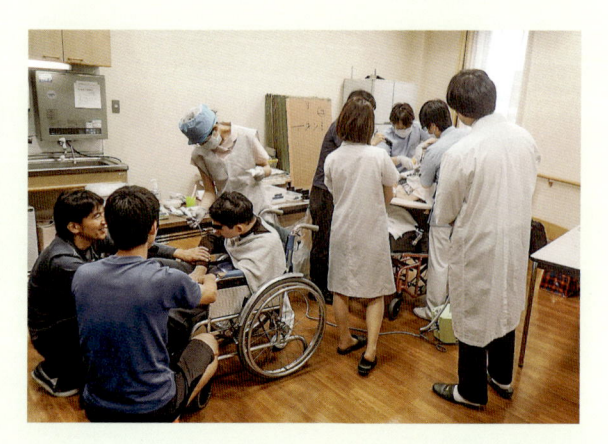

歯科医師による治療と歯科衛生士による口腔のケア。

用語1 ミールラウンド

施設入所者の経口からの栄養摂取の支援を図るために、多職種で食事場面に立ち会い、状況を観察評価すること。

要である。本学では、実際の訪問歯科診療の場を見学し経験することは将来に向けての有意義な体験になると考え、高齢者の施設だけでなく、発達期障害者施設の訪問歯科診療に歯科大生および研修歯科医師を帯同して、学生は見学、研修歯科医師はアシスタント業務、時に簡単な処置などの自験を行っている（**図2**）。また、同時に個別の摂食嚥下リハビリテーションやミールラウンド^{用語1}による入所者の摂食状況のチェックなど

の経験も積ませている（**図3**）。

以前に比べて発達期障害者施設での健診業務など歯科医療者と施設との関わりは増えているものの、訪問歯科診療は満足な状態とは言えない。今後は、多くの歯科医療関係者が訪問歯科診療を通してQOL向上に重要な口腔機能の維持向上を図り、地域で生活する外来受診の困難な障害児者の健康を願うところである。

図2　発達期障害者施設での実地研修

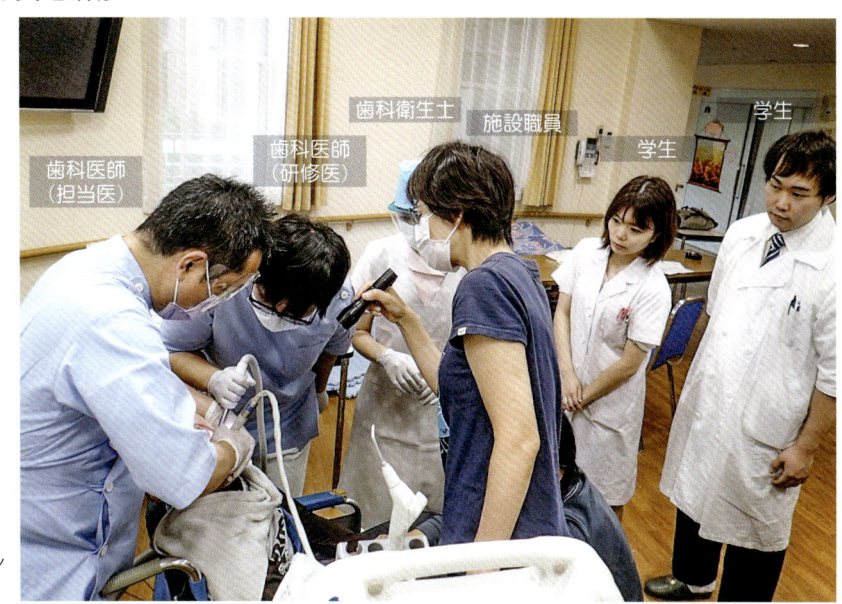

学生は見学実習、研修歯科医師はアシスタント業務や簡単な処置を行う。

図3　ミールラウンド風景

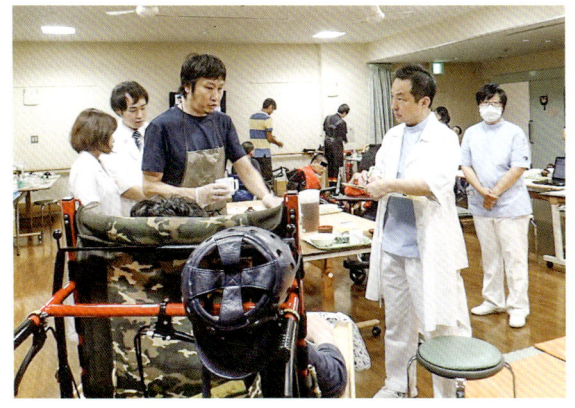
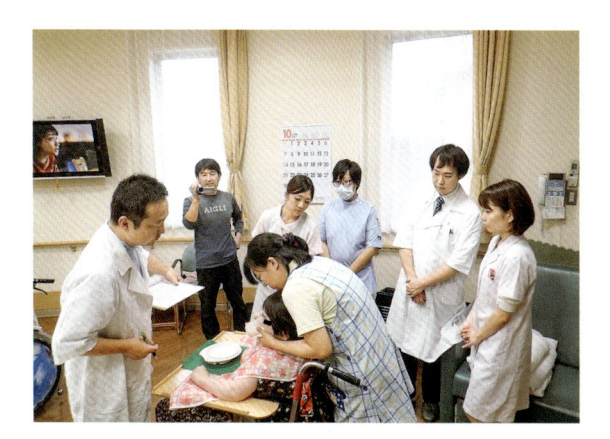

学生、研修歯科医師は見学実習。

母親の高齢化と病状悪化にともない在宅移行した脳炎後遺症の一例

患者DATA

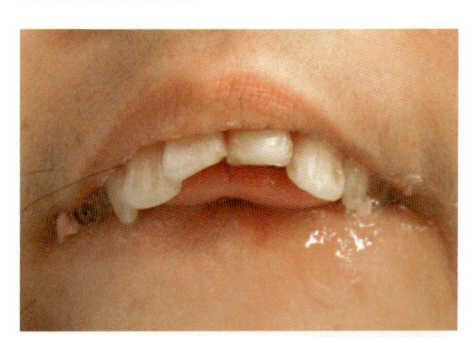

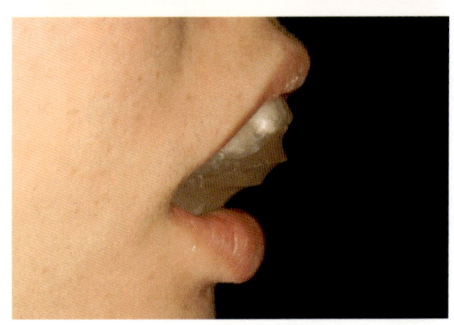

発作のたびに下唇を咬傷させてしまう。

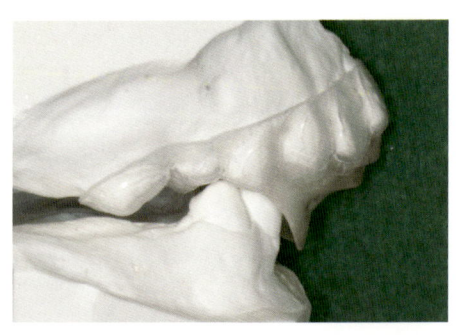

下唇を上顎前歯の内側に巻き込まないための口腔内装置を製作。

84、85ページ写真提供：日本歯科大学附属病院小児歯科・楊秀慶先生、百瀬歯科医院歯列育成クリニック・三井園子先生

初診時：22歳

性別：女性

主訴、依頼内容：「いつまでもおいしく食べられるよう食事を続けさせたい」と母親が希望。

訪問現場：居宅

A 訪問に至るまでの経過および初診時の問題点

　患者は、外来での初診時22歳の女性である。健常で出生したが、生後6ヵ月時にインフルエンザ脳炎を発症し、その後遺障害として重度知的障害、てんかん、四肢麻痺となった。2006年、原病の医科病院通院加療中に、左頬部の腫れを認め、医科主治医より歯科治療目的で当院を紹介された。

　その後、摂食指導の希望があり、摂食嚥下リハビリテーションを開始した。初診時、口唇を閉鎖することは不可能であり、嚥下様式は乳児嚥下[用語1]を呈していた。栄養摂取は、キザミ食を全介助にて経口摂取していた。また摂食時の所見としてむせが多いことがみられた。

　初診時以降の摂食指導内容は、食形態の変更および姿勢の調整、間接訓練[用語2]としてバンゲード法[用語3]の受動的訓練[用語4]、直接訓練[用語5]として口唇・顎介助[用語6]下でのオーラルコントロールを実施した。しかし当初、指導内容で実施できたのは、間接訓練のみであった。食形態の調整は、母親の「できるだけおいしそうな物を食べさせたい」という理由から実現されず、食事姿勢については外来来院時には上体挙上頸部適前屈位[用語7]を取るものの、家庭では布団の上での仰臥位姿勢が続いていた。また、口唇・顎介助の必要性は理解できているように見受けられたが、実際には実施できていなかった。その後も、母親は食形態を変化させずキザミ食を摂取させており、嚥下様式に顕著な変化はみられなかった。しかしながら、間接訓練の効果により食物の口腔内処理時には、口唇閉鎖が多少認められるようになり、む

用語1 乳児嚥下

定型発達では出生時には獲得されている乳児期の哺乳様式のこと。上下の歯槽堤を咬合せずに舌を介在させた開口状態で、舌の蠕動運動様の動きにより吸啜する。

用語2 間接訓練

24ページ「臨床のヒント」参照。

用語3 バンゲード法

デンマークのバンゲード小児病院で開発された口腔関連筋群に対する筋刺激訓練法。吸啜、嚥下、咀嚼や言語発声のパターンを改善する。

用語4 受動的訓練

患者が能動的に訓練を行えない場合に、介助者が一方的に行う訓練で、重度の障害児者に応用される頻度が高い。

用語5 直接訓練

24ページ「臨床のヒント」参照。

用語6 口唇・顎介助

自力で口唇や顎を閉じられない場合に、介助者が介助して閉鎖を促す介助方法。前方介助や側方・後方介助がある。

用語7 上体挙上頸部適前屈位

上体を起こし、顎をやや引いて前頸筋をリラックスさせた、嚥下が容易となる姿勢のこと。

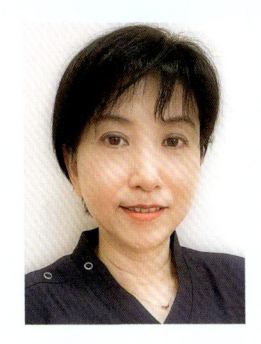

田村文誉
（日本歯科大学口腔リハビリテーション多摩クリニック）

歯科医師歴：28年

訪問診療歴：10年

月間の訪問延べ人数：6人

訪問時間帯：9時30分～17時

訪問スタッフの構成：歯科医師1名、歯科衛生士1名

歯科衛生士の訪問診療歴：10年

訪問時の主な対応：口腔のケア、摂食嚥下リハビリテーション

訪問時の設備：切削機具（エンジン）、PMTC用ブラシ、バイタルサイン測定機器（血圧計、パルスオキシメーター、体温計）、吸引器、聴診器

訪問に関する学会認定など：日本老年歯科医学会指導医・専門医・認定医・摂食機能療法専門歯科医師、日本障害者歯科学会指導医・認定医、日本摂食嚥下リハビリテーション学会認定士

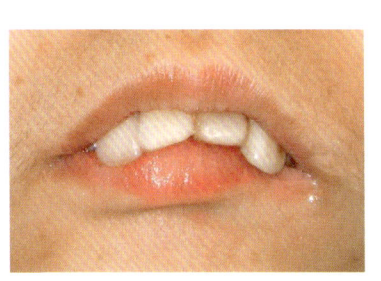

用語8 口腔衛生管理
25ページ「臨床のヒント」参照。

口腔内装置の装着後の状態。口唇の閉鎖方向の動きが出現し、舌突出の軽減が認められた。

せが減少するなどの改善も認められた。

　この間、同時に口腔衛生管理[用語8]を歯科衛生士が実施しており、家庭での口腔のケアも両親の協力の元行われていたことから、口腔衛生状態は良好であった。しかし発作が多く、そのたびに下唇の咬傷がみられたことから、下唇を上顎前歯の内側に巻き込まないための口腔内装置を小児歯科で製作した。

　その装置を装着していたところ、口唇の閉鎖方向の動きが出現し、舌突出の軽減が認められた。

　外来受診で10年経過したが、その間、母親の乳癌の後遺症、パーキンソン病の発症にともない外来受診が困難となり、外来初診から10年後に訪問へ移行した。

Ⓑ 既往歴
- 脳炎（生後6ヵ月、健常に出生）
- 脳炎の後遺症（重度知的障害、てんかん、四肢麻痺）

Ⓒ 服用薬
- フェノバール®散10％［催眠・鎮静・抗けいれん剤］
- ニトラゼパム細粒1％［睡眠誘導剤・抗けいれん剤］
- ダイアモックス®末［炭酸脱水酵素抑制剤］
- リボトリール®細粒0.1％［抗てんかん剤］

Ⓓ 栄養状態
経口

Ⓔ 介護度
要介護の対象年齢ではないが全介助
（介護度で示すと5）

Ⓕ 家族構成
両親（同居）、兄二人（別居）

Ⓖ ADL
寝たきり（大島分類1で最重度）

Ⓗ 口腔衛生管理状況
口腔衛生状態：口腔衛生状態は外来受診時から継続した歯科衛生士による介入でほぼ良好な状態を保っている。

ケアの自立度と清掃状況：全介助。食後のブラッシングは、日中はヘルパーが実施する。朝と夜は母親の体調のよいときに実施。

CASE 09

「診療方針の立案」までの3ステップ

STEP1　訪問の依頼～医療（介護）情報の収集と分析

　患者の母親は乳癌術後の抗癌剤治療による体調不良が続いていたものの、患者を連れて外来受診を定期的に行っていた。しかしここ数年、原因不明の体調不良が続き、内臓出血による貧血となり、増血剤治療を受けた。そこで外来受診が中断となった。母親の体調改善後に受診を再開したいとの希望が出たが、受診が中断した。母親は患児の調理や介護を行うものの母親自身のふらつきがあり、転倒することも増えたとの連絡があった。そこで、家庭内の手すりなどの環境整備を提案した。その後さらに半年が経過した後、家庭にヘルパーが入ることとなり、訪問歯科診療の開始となった。

　患者の訪問に際し、主治医へはこれまでの摂食嚥下リハビリテーションの経過について情報提供を行い、また主治医からは全身状態と服薬に関する診療情報を得た。

STEP2　診断

- ●身長142cm　　●体重38.5kg
- ●体温36.4℃　　●SpO$_2$ 98%
- ●肺炎既往なし　　●窒息既往なし
- ●てんかん発作小発作は頻発しており5～10回／1時間、服薬は必須の状態
- ●便秘あり　　●出血傾向なし
- ●アレルギーなし
- ●嘔吐反射あり　　●嚥下反射あり
- ●含嗽不可能（障害が最重度であり能動的動作は困難）
- ●歯式

5	4	3	2	1		1	2	3	4
6		4	3	2	1		1	2	3	4

- ●左右の小臼歯部1ヵ所ずつでのみ咬合している状態
- ●前歯部開咬
- ●外来受診時に製作した口腔装置は現在未使用
- ●欠損歯部分への補綴治療は、開咬により臼歯部の上下顎間にスペースがなく未実施。また、補綴物を入れることで口腔内の清潔を保てなくなることを考慮してのこと（ヘルパー不在になると日常的な口腔のケアが困難）。
- ●口腔粘膜異常なし　　●口腔乾燥なし　　●歯肉炎あり　　●口臭ややあり
- ●摂食嚥下機能評価

　摂食時、上唇の動きがなく口唇閉鎖での捕食^{用語9}は不可。捕食後は舌と下顎の単純上下運動にて食塊を移送し逆嚥下^{用語10}。食形態は細かいキザミ食とペースト食、水分はトロミなし、むせあり。

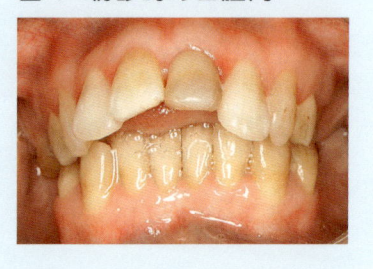

図1　初診時の口腔内

用語9 捕食

食物を口唇や前歯で口腔内に取り込むこと。食物の硬さや温度、ざらつきなど物性や適切な一口量を知るための大切な機能。

用語10 逆嚥下

口を開けて舌を突出させ、咽頭部を広げた動作で無理に口腔内の食塊を喉に落とし込むような嚥下の方法。

STEP3　診療方針の立案

　訪問以前の母親の体調悪化前までは、母親が患者の介護のほとんどを担っていた。その母親の体調悪化により訪問診療を余儀なくされたという状況である。摂食嚥下機能は逆嚥下があるものの、水分以外はむせずに細かいキザミ加工調理された食品を摂取可能であり、また水分のむせも激しいむせではなく、タイミングが悪いと軽くむせる程度の状態である。本来であれば咀嚼運動がなく開口状態で逆嚥下しているため、食形態はキザミではなくペーストやソフト食、水分にはトロミが必要な状態と判断されるが、家庭でそこまで行うことが難しいこと、また患者本人はこれまで肺炎や気管支炎など誤嚥を推察する症状を呈しておらず摂食嚥下機能はこの10年間変化がないことから、当面、この状態で経過観察することとした。

　家庭での口腔のケアや食事介助など介護全般は、母親の体調悪化にも関わらず、父親の協力を求めながらまだ家族だけで行っていた。

　以上のことから、定期的な口腔健康管理[用語11]と摂食嚥下機能の維持を目標に、訪問診療を開始した。

用語11 口腔健康管理
25ページ「臨床のヒント」参照。

CASE
09

治療計画

1 口腔健康管理計画の説明（保護者とヘルパー）

2 歯科衛生士による定期的な口腔衛生管理

3 摂食嚥下リハビリテーション
（摂食嚥下機能の維持を目的に食形態・食事姿勢・食事介助方法の指導）

4 継続的な関わり

治療経過

[訪問初診〜1年]

1ヵ月に1回の間隔で、歯科医師と歯科衛生士による訪問を行った。はじめに口腔内診査を行い、歯科衛生士による食前の口腔清掃を実施した。患家にベッドはなく、日中は畳の部屋に敷いた布団の上で過ごしており、座位保持椅子は外出用だけであるため、布団の背の部分にクッションを入れ、状態を30度程度起こした姿勢に設定した。食前の口腔のケアは、歯ブラシとスポンジブラシ、デンタルフロスを使用して行った（**図2**）。その後、母親の介助による食事時の外部観察評価を行った。

捕食時、自力で開口することもあるが、食物が近づいてくることへの反応ではなく、空いたタイミングで捕食させなくてはならない状態で、それを待っていると食事がまったく進まないため、介助者が開口させながら捕食させる場面もあった。

開口させるときに強い力をかけすぎないこと、捕食時は上の前歯にスプーンをひっかけるのではなく、本人の顎の閉口を待つことを指導した（**図3**）。

食後に、歯科衛生士による口腔清掃として、回転式歯面清掃機器によるPMTCとデンタルフロスによる清掃を行った（**図4**）。

[1年目〜現在]

患者本人の状態は安定しており、口腔内も著変はみられない。しかし訪問開始から1年後、母親は体調が悪化し、めまい、ふらつき、幻覚がみられるようになり、パーキンソン病の診断を受けた。口腔内はおおむね清潔を保っているものの家庭でのケアは十分ではなく、次の訪問までの間に軽度歯肉炎を発症することを繰り返している。食事介助については、母親への指導が伝達されており、訪問時にヘルパーの介助を観

図2　食前の口腔のケア

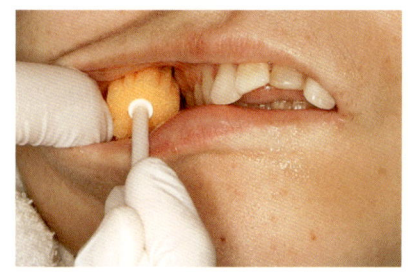
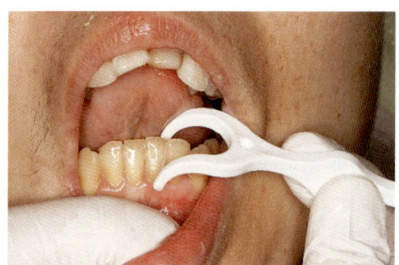

歯ブラシ、スポンジブラシ、デンタルフロスを使用。

図3　捕食時の様子

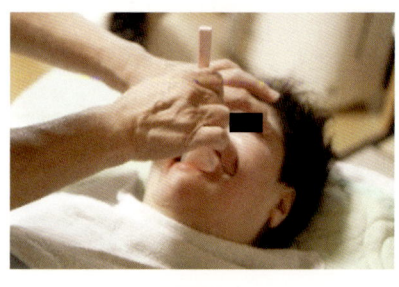
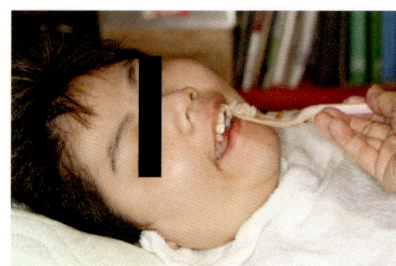

介助者が開口させながら捕食させることもある。開口させるときには、強い力をかけすぎないことを指導した。また、捕食時は上顎前歯にスプーンをひっかけるのではなく、本人の顎の閉口を待つことを指導した。

図4　食後の口腔のケア

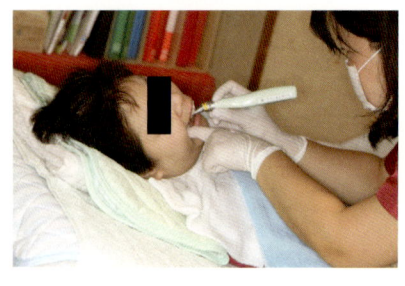
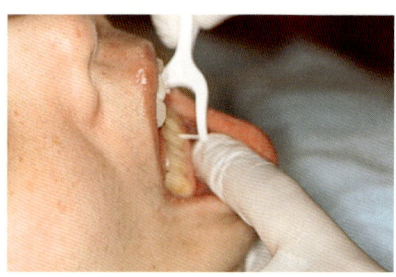

歯科衛生士によるPMTCとデンタルフロスによる清掃を行った。

察したがおおむね適切に行われているのを確認していた。しかし、複数人のヘルパーが関わっており、担当者によって介助の状態が異なることがあるため、介助方法の均一化を図れるよう摂食指導を継続している。

患者は成年期を迎えたが、まだ全身的な機能低下は顕著ではなく、経口摂取もしばらく長期的に可能と判断される。しかし今後年齢を重ねていくにつれ、機能低下が起こるのは必至である。加えてキーパーソンであった母親のパーキンソン病の発症による介護力の低下が、患者の生活を左右しているといっても過言ではない。患者は以前から、行政より福祉施設への入所を勧められているが、家族の強い希望で在宅生活を送ってきている。さまざまな意見があろうが、患者本人にとって、またそれを望む家族にとっても、できるだけ長く在宅生活を送れることが幸せと考える。訪問歯科診療により口腔機能の維持を図ることで、その希望がかなえられるよう支援していきたい。

協力：初田歯科医院・初田将大先生

臨床のヒント 19　重症心身障害児者を支える家族の苦労とは？ －介入の際の注意点－

田村文誉

自分の子どもが重症心身障害児者である場合、健康な子どもを持つ親とどこか違うのだろうか？ 当事者である、ある母親は、「この子は、『障害児』という特別な人ではないんです。自分はこの子のことが普通にかわいいんです。」と言う。『障害児者』というのは世間がそのような枠にくくっているだけで、家族にとってはそうではない、この子は"わが子"である、それだけのことである。

このような言葉は、医療者をハッとさせる。我々は彼らを「患者」として見ている。しかし、『障害児者』という特別な人として見ることは、はたして正しいのだろうか？ 在宅歯科医療を行っているとそのような疑問を募らせていくことになるもしれない。それは、訪問診療では患者や家族のプライベートな領域に入っていくことになるため、外来診療では知りえなかった患者や家族のさまざまな感情を垣間見、より本心に近い意見を訴えられることが増えるからだろうか。

我々が想像しているとおり、その生活は容易ではないことも多いだろう。子どもの障害が重ければ、日常生活全般の世話をし続けることになる。そうなると、ほとんどの親には、自分自身の自由な時間はない。時間的な問題もあるが、子どもの障害の重さによっては、旅行をするなどの楽しみもままならない。夫婦やきょうだいと協力してがんばっている家庭も多いが、一方で、障害のある子どもに親の注意が集中することで、他のきょうだいに影響が及ぶこともある。

また、障害児者を育てる家庭の離婚率は、健康な子どものいる家庭よりも高く、一人で障害のある子どもや他のきょうだいたちを育てている親も少なくない。それゆえに親は、生活のために必死で働かなくてはならない状況に迫られている。たとえば一般世帯の女性の就業率は約6割なのに対し、一人親家庭の女性の就業率は8割以上に達している。働かなければならないけれど、子どもの面倒もみなければならないといった、余裕のない生活を送っていることは確かである。

このようなさまざまな背景のある家庭において、とおり一遍のステレオタイプの管理・指導は通用しない。患者や家族は我々に何を求めているのか？ 何を支援してほしいのか？ それを理解することがもっとも大切であり、口腔衛生状態や口腔機能の向上などの結果を拙速に求めてはならないであろう。多くの保護者の声を聴く中で、保護者が真に考えていることはただ一つ、「できるだけこの子に長生きしてほしい」ということのように思う。訪問歯科診療では、そのために歯科医療者として何ができるかを模索しながら、患者や家族に"寄り添う"姿勢が大切と考える。

CASE 09

「もう一度口から食べたい」という末期癌の胃ろう患者からの依頼

患者DATA

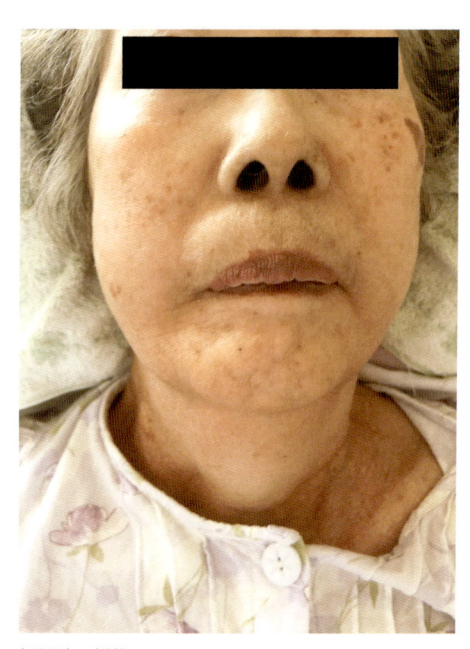

初診時の顔貌。

初診時：79歳

性別：女性

主訴、依頼内容：「自分で食事をしながら、自宅で療養したい」と患者本人、患者家族（娘）が希望。

訪問現場：病院→居宅

A 初診時の問題点

総合病院大腸肛門外科病棟に入院中で、2018年2月9日に直腸癌に対してハルトマン術[用語1]を行っていた。3日後にペースト食が開始されたが翌日、誤嚥性肺炎を発症し以後禁食となった。術後10日後に耳鼻咽喉科による嚥下内視鏡検査が行われ、多量の咽頭残留を認めたが直接訓練[用語2]は可能と診断されたため、翌日から言語聴覚士による直接訓練が開始された。

当科は、術後14日後（2月23日）に介入を開始した。短時間であればベッド上で座位を保つことは可能であったが、見当識障害と摂食嚥下関連筋群の筋力低下を認めた。また、間質性肺炎[用語3]を合併しているため、誤嚥性肺

用語1 ハルトマン術
大腸癌における人工肛門造設術のうち、肛門を残存させたまま直腸を切除し、人工肛門を造設する術式。治療によって再発が認められなければ、再度自然排便が可能となる場合がある。

用語2 直接訓練
24ページ「臨床のヒント」参照。

用語3 間質性肺炎
肺の間質（肺胞を除いた部分）を中心に炎症が生じる疾患の総称を指す。炎症が進むと肺胞壁が厚くなり、肺胞の形も不正になることで、肺が膨らみにくくなり、酸素の吸収効率に問題が生じる。

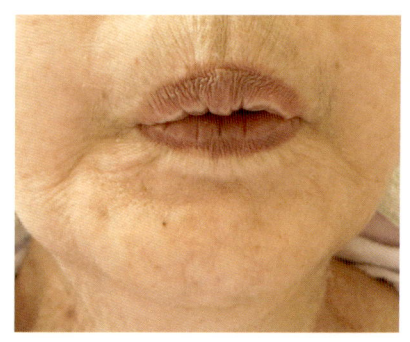

初診時の「ウ」発声時。口唇をとがらすことができず、摂食嚥下関連筋群の筋力低下を認めた。

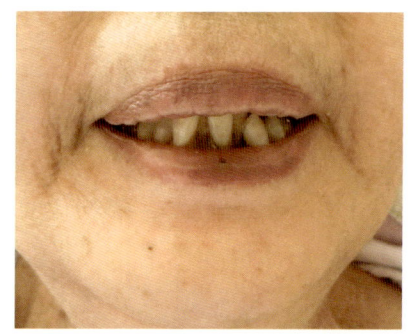

初診時の「イ」発声時。口角を引くことができていない。

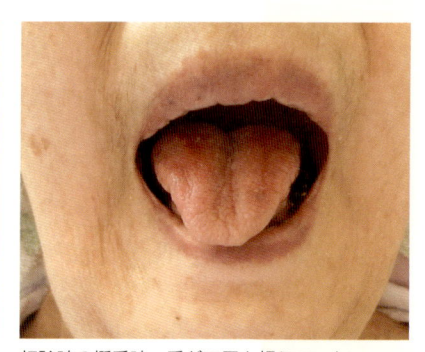

初診時の挺舌時。舌が口唇を超えていない。

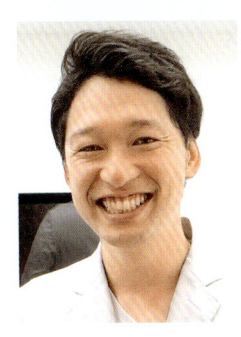

原　豪志
（東京医科歯科大学大学院医歯学総合研究科医歯学系専攻老化制御学講座高齢者歯科学分野）

歯科医師歴：10年
訪問診療歴：10年
月間の訪問延べ人数：54人
訪問時間帯：特に制限なく適宜
訪問スタッフの構成：歯科医師1〜3名（研修歯科医師の帯同あり）
歯科衛生士の訪問診療歴：——
訪問時の主な対応：摂食嚥下リハビリテーション
訪問時の設備：バイタルサイン測定機器（血圧計、パルスオキシメーター、体温計）、嚥下内視鏡
訪問に関する学会認定など：日本老年歯科医学会認定医

炎の発症を契機に急性増悪するリスクがあり、呼吸状態と全身状態に考慮しながら摂食嚥下リハビリテーションを行う必要があった。

Ⓑ 既往歴

- 間質性肺炎（2017年11月）
- 僧帽弁閉鎖不全症術後（2011年）
- 糖尿病（2型ステロイド性糖尿病）
- 硬膜下水腫
  （2018年1月7日に指摘され経過観察中）

Ⓒ 服用薬

- バクタ®配合錠［抗菌薬］
- タケキャブ®錠10mg［消化器官用薬］
- ラシックス®錠20mg［利尿降圧剤］
- タンボコール®錠50mg［不整脈治療剤］
- アルダクトン®A錠25mg［利尿降圧剤］
- プレドニン®錠5mg［副腎皮質ホルモン剤］
- グルファスト®OD錠10mg
  ［インスリン分泌促進薬］
- ムコダイン®錠500mg
  ［アレルギー・呼吸器疾患治療薬／去痰薬］
- 酸化マグネシウム錠250mg［制酸・緩下剤］
- ロゼレム®錠8mg［中枢神経用薬、入眠剤］
- ベルソムラ®錠15mg［不眠症治療薬］
- アレグラ®錠60mg
  ［アレルギー性疾患治療剤］

Ⓓ 栄養状態

経口・経管栄養（末梢静脈栄養）を併用

Ⓔ 介護度

後に要介護1

Ⓕ 家族構成

夫と二人暮らしであったが、介護のため娘が同居し三人で暮らすようになった。

Ⓖ ADL

- 移動は車椅子。
- 着替え、入浴、排泄は部分介助。
- 認知機能の低下、見当識障害を認めるが、礼節は保たれている。

Ⓗ 口腔衛生管理状況

口腔衛生状態：残存歯、義歯ともに清掃良好。
ケアの自立度と清掃状況：入院中、娘が毎日見舞いに来ており、看護師とともに口腔のケアを熱心に行っていたため、口腔内は清潔に保たれていた。

CASE 10

「診療方針の立案」までの3ステップ

STEP1　訪問の依頼〜医療（介護）情報の収集と分析

　今後の摂食嚥下リハビリテーションを行ううえで必要な情報を得るため照会状を作成し、大腸肛門外科主治医からの情報提供を得た。2018年2月9日にcStage 3aの直腸癌に対して腹腔鏡下ハルトマン術を行っている。間質性肺炎、僧帽弁閉鎖不全症を合併しており、全身状態が不良であるため、術後にせん妄を発症し意識障害が継続していた。3日後にペースト食が開始されたが、翌日誤嚥性肺炎を発症し、以後禁食となっている。血液検査所見より**（図1）**炎症反応が改善傾向にあったため、10日後（2月19日）に耳鼻咽喉科による嚥下内視鏡検査が行われた。声帯運動麻痺や喉頭知覚低下はなかったが、トロミ水を検査食として使用したところ、誤嚥を認めないものの、多量の咽頭残留が認められた。顎引き嚥下^{用語4}を行い追加嚥下^{用語5}することで、咽頭残留の除去が可能であったため、翌日から言語聴覚士の直接訓練が開始された。当科初診日は、14日後の2月23日であった。

図1　血液検査所見（主要なもののみ抜粋）

検査項目	数値	
白血球数（WBC）	7.1×10^3/uL	
好中球（Neu・機械）	78.2%	High
C反応性タンパク（CRP）	1.81mg/dL	High
ヘモグロビン量（Hb）	12.3g/dL	
尿素窒素（UN）	12mg/dL	
クレアチニン（CRE）	0.52mg/dL	
ナトリウム（Na）	140mEq/L	
プロトロンビン時間（PT）	81.9%	
プロトロンビン時間国際標準比（PT-INR）	1.13	High
活性化部分トロンボプラスチン時間（APTT）	40.2秒	High

用語4　顎引き嚥下

誤嚥予防のための姿勢調整法の一つで、顎を引いた状態で嚥下すること。喉頭口の狭小化、喉頭閉鎖強化などが期待できる。

用語5　追加嚥下

嚥下後の咽頭残留除去のために唾液嚥下を何回か行うこと。嚥下が起こりにくい場合は、アイスマッサージなどを行い嚥下を促すとよい。

STEP2　診断

- ●体重39.7kg　●BMI 15
- ●意識障害の分類 Glasgow Coma Scale（GCS^{用語6}）E4 V4 M6
- ●顔面や口腔内の麻痺はないが、摂食嚥下関連筋群の筋力低下が著しい
- ●鼻咽腔閉鎖不良であるが口唇・舌・顎運動の粗大運動は可能
- ●歯式

- ●欠損歯や動揺歯はなく、両側に咬合支持あり　　●義歯使用なし
- ●口腔粘膜異常なし　　●口腔乾燥なし
- ●摂食嚥下機能評価

　　耳鼻咽喉科による嚥下内視鏡検査が施行された。咽頭期^{用語7}障害のため現状の経口摂取は困難で、現在の摂食嚥下機能は直接訓練レベルと診断された。

用語6　Glasgow Coma Scale（GCS）

開眼、言語反応、運動反応から意識を評価する方法で、数値が小さいほど重症となる。

用語7　咽頭期

53ページ「臨床のヒント」参照。

STEP3　診療方針の立案

　術後の廃用に加えて、せん妄による意識障害や、間質性肺炎、誤嚥性肺炎の合併により喀痰が多く、呼吸状態が不安定であった。そのため段階的な摂食嚥下訓練を行ううえでの耐久性が乏しいと考えられた。加えて、誤嚥に対して抵抗性が低く誤嚥性肺炎のリスクが高いことが予想される。全身状態が安定するまでは、不要な誤嚥を避けることや口腔保清を保つことが重要であり、感染を契機とした間質性肺炎の増悪に注意を払いながら、適宜、摂食嚥下機能評価が必要となる。本人、家族は早期の退院と自宅療養を望んでいるため、入院中に摂食嚥下機能の改善が望めない場合は、経管栄養にて栄養摂取しながら、在宅に訪問して摂食嚥下リハビリテーションを継続する選択肢もある。入院中の摂食嚥下リハビリテーションの役割分担として耳鼻咽喉科が嚥下機能評価を行い、言語聴覚士が直接訓練、看護師が口腔のケアを行うこととした。当科は、口腔機能管理^{用語8}を担い、看護師や家族に口腔清掃法について指導した。また、家族に同意を得たうえで、退院後訪問診療による摂食嚥下リハビリテーションが可能である旨を主治医に伝えた。キーパーソンである娘が歯科医師であったため、口腔衛生状態は良好に保たれており、摂食嚥下関連筋群の廃用予防のために間接訓練^{用語9}としてアイスマッサージ^{用語10}や開口訓練^{用語11}を指導した。

用語8 口腔機能管理
25ページ「臨床のヒント」参照。

用語9 間接訓練
24ページ「臨床のヒント」参照。

用語10 アイスマッサージ
凍らせた綿棒などで舌根部や軟口蓋、前口蓋弓を刺激し、嚥下反射を促すこと。

用語11 開口訓練
24ページ「臨床のヒント」参照。

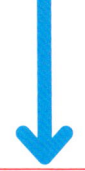

CASE
10

用語12 口腔衛生管理
25ページ「臨床のヒント」参照。

治療計画

1 口腔衛生管理^{用語12}のマネジメント（娘、看護師に説明）

2 摂食嚥下リハビリテーション
（アイスマッサージや摂食嚥下筋への筋力強化訓練）

3 退院後、在宅での摂食嚥下リハビリテーション

治療経過

入院中
［初診〜2ヵ月（2018年2〜4月）］

2018年2月27日、耳鼻咽喉科による2回目の嚥下内視鏡検査が行われた。咽頭部の唾液貯留は増加し、嚥下後咽頭残留も増加していた。嚥下機能は改善傾向になかったが、直接訓練は継続となった。その数日後、喀痰の増加、発熱があったため、絶飲食となった。嚥下機能の改善は長期化する可能性があり、現在、末梢静脈栄養[用語13]を行っているため栄養状態改善を目的として、主治医より家族に胃ろう造設の提案があった。家族、本人ともに退院の希望が強く、栄養投与方法が決定次第、自宅退院し、嚥下訓練を継続することとなった。翌週に胃ろう造設することが決定し、経鼻胃管栄養[用語14]が開始されたが、3月5日に血圧が低下し、傾眠傾向となった。軽度の低ナトリウム血症以外、特に目立った所見はなく、病変の特定には至らなかった。翌日急性の意識障害を呈し（GCS E1V1M3）、収縮時血圧が60mmHg台まで低下したため、ICU管理となった。そのため胃ろう造設は延期となり、当科の介入は一旦中断した。

また3月7日に行ったCTにて多発肝転移を疑う腫瘤が指摘された。急性の意識障害は、ウィルス性髄膜炎によるものと診断された。アシクロビル（抗ウイルス化学療法剤）の投与後、ウィルス量は減少、陰転化とともに意識障害は改善し（3月28日）、4月11日に胃ろう造設となった。

4月26日、当科の訪問を再開したが、舌の筋力が著しく低下しおり、嚥下時の喉頭挙上量も小さく努力性であった。超音波診断装置で舌骨上筋を観察したところ、筋厚、筋面積が小さく、筋力の低下が予見された（図2-a）。退院前カンファレンスにて、癌については肝転移があり、本人には未告知とすることになった。退院直前に耳鼻咽喉科によって嚥下機能の再評価があり、経口摂取は不可と判断され、4月27日に退院となった。

退院後
［初診〜3ヵ月（2018年5月）］

在宅療養の生活が一段落するであろう、退院1ヵ月後から訪問診療を開始した。1日の胃ろうからの栄養量は1,200kcalであり、1日のうち1時間は車椅子で過ごす程度には体力が向上し、入院中よりも活気が出たようであった（図3）。訪問リハビリテーションとして、理学療法士が週に3回、言語聴覚士が週に2回介入していた。ベッド上60度で、ミルク状のトロミ水を用いて嚥下内視鏡検査を行ったところ、ティースプーン1杯量であれば、誤嚥なく摂取可能であった（図4）。そのため、トロミをつけた水分やゼリーを用いた直接訓練と、舌骨上筋の筋力強化訓練である開口訓練を娘に指導した。「文明堂のカステラを牛乳に浸して食べたい」と言葉を本人よりいただき、次回の訪問診療時に用意してもらうこととした。

用語13 末梢静脈栄養
99ページ「臨床のヒント」参照。

用語14 経鼻胃管栄養
99ページ「臨床のヒント」参照。

図2　エコーで観察したオトガイ舌骨筋（白破線）

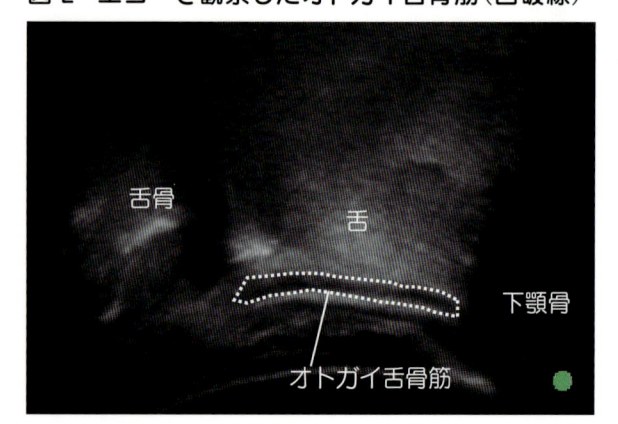

図2-a　入院時（2018年4月26日）。

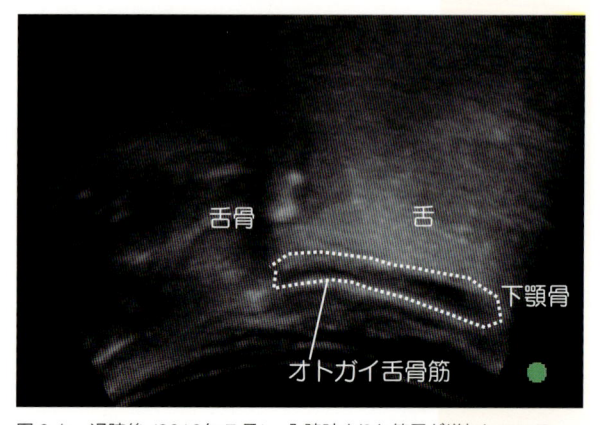

図2-b　退院後（2018年7月）。入院時よりも筋量が増加している。

［4ヵ月目（2018年6月）］

先月よりも表情が豊かになり、食欲が旺盛とのことだった。介入している言語聴覚士が、適宜摂食嚥下機能評価を行いながら、適切な食形態を提案、指導しており、ゼリーやプリン、卵豆腐、ミキサー粥、シチューなどバリエーションに富んだ食材を1日に500g程度摂取できているとのことだった。本人より「普通の物が食べたい、チャーハンが食べたい」との要望が出た。娘は、在宅主治医と話す中で、「血液検査、画像検査より肝臓癌の進行は明らかで、できるだけ食べたい物を食べさせてあげたいですね」と話していた。今後の治療方針として、食事量を増やすよりも、食形態を含めた食事の質の向上を目指す指導が必要であると感じた。

ベッド上座位姿勢で嚥下内視鏡検査を行った。先月から食べたいとおっしゃっていたカステラを摂取してもらったところ、咀嚼時の下顎運動は良好であり、食塊形成はやや不良であるものの誤嚥なく摂取することができた。ただし咽頭残留があるためゼリーや、トロミ水を用いて交互嚥下^{用語15}するように指導した。また、前述した「食べたい物を食べる」という目標のためには、食塊形成の習熟が必要であるため、咀嚼時に唾液と容易に混和され、食塊形成がされやすいハッピーターンや、かっぱえびせんを食べてもらうことを訓練として指導した。本人から「娘と銀座の馴染みの中華料理を食べたい」というお話をいただき、来月の訪問の約束をした。

［5ヵ月目（2018年7月）］

1日1食は、経口摂取で栄養摂取可能となっていた。食事のバリエーションも広がり、ピラフやお寿司も摂取できるようになった。舌骨上筋の筋量も初期のころより増加しており（図2-b）、摂食嚥下関連筋の筋力にも改善がみられた（次ページ図5）。嚥下内視鏡検査の検査食として天丼を用意してもらったところ、準備期^{用語16}の口腔障害は一切みられず、誤嚥、咽頭残留もみられなかった。また水分も、トロミなしの液体を誤嚥せずに摂取可能であった。

摂食嚥下機能は固定するものではなく、栄養状態や疾患の進行、加齢や廃用、薬剤の変更などによって変化するため、筆者は、摂食嚥下障害が落ちついた後もしばらくは継続して経過を観察することが多い。しかし、訪問診療で介入を継続することは、望まずして患者本人が、自らが病人であることを再認識させてしまうことがあ

用語16 準備期
53ページ「臨床のヒント」参照。

用語15 交互嚥下
嚥下後に生じた咽頭残留除去を目的として、物性の異なる食物（ゼリーやトロミのついた水など）を嚥下してもらうこと。

CASE
10

図3　退院1ヵ月後の様子

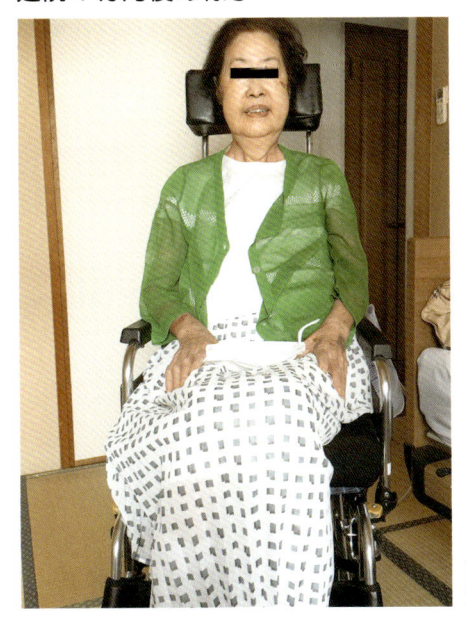

画像診断のため外出した際の様子。入院時よりも車椅子に座る時間が増え、体力が向上していた。

図4　退院1ヵ月後の嚥下内視鏡検査所見

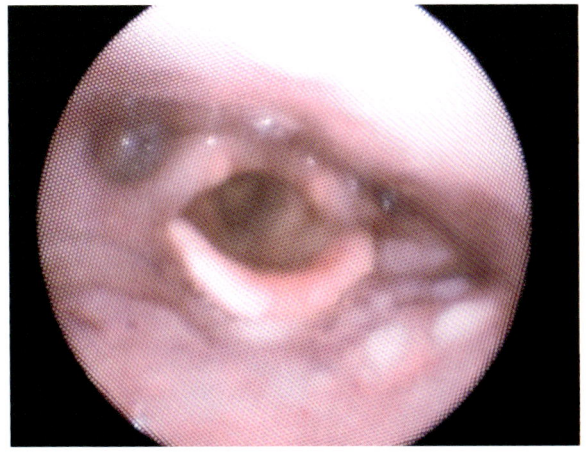

唾液の貯留はあるが、咽頭残留や誤嚥は認めなかった。

ると以前から感じていた。在宅は生活の場所であり、病院と異なり患者を「管理」する場所ではなく、「支援」する場所であると考えている。最期まで寄り添う歯科医療も魅力的であるが、肝臓癌の進行にともない余命いくばくかの状態で、摂食嚥下機能にいつまでも問題を抱える人ではなく、食べることに自信を持った状態で最期を迎えていただきたいとの気持ちから、介入を一旦終了することにした。そのかわり何か心配なことや食べることについて何か困ったら、連絡をもらうようにした。

［6、7ヵ月目（2018年8、9月）］

8月24日に患者の状態が気になり、娘と連絡を取ったところ、「食欲に任せて好きな物を食べている。暑い夏に冷たい物を食べられるということは本当にありがたい」との言葉をいただいた。胃ろうについてのトラブルがあり、総合病院を受診した際には、併設するレストランで食事をすることができて大層喜ばれていたとのことだった（図6）。その後、娘より9月5日にご逝去されたとの連絡をいただいた。肝臓癌にともなう疼痛はなく、疾患は未告知のままだった。少しずつ尿量が減るとともに呼吸が不安定となり、娘と夫に見守られながら、息を引き取ったとのことであった。娘より、「最期まで自宅で療養し、時には家族でテーブルを囲んで食事ができたことは幸せなことであった」「嚥下内視鏡検査を通じて食事の様子を直接見ることができて、安心して摂食訓練に取り組むことができた」との言葉をいただいた。

図5　退院3ヵ月後の様子

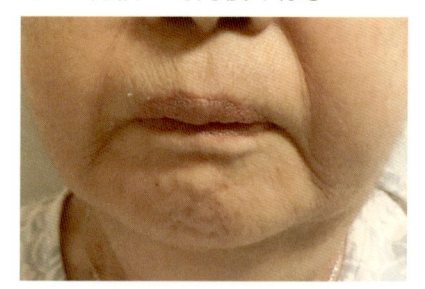 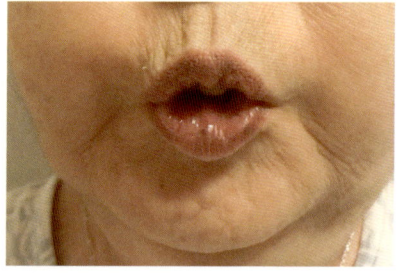 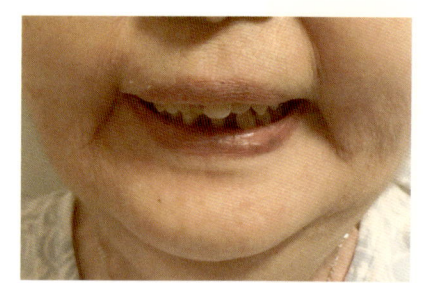

図5-a　顔貌。初診時と比較して表情筋に締まりが出ている。

図5-b　「ウ」発声時。口唇をとがらすことができている。

図5-c　「イ」発声時。口角を引くことができている。

図6　総合病院に併設するレストランでの様子

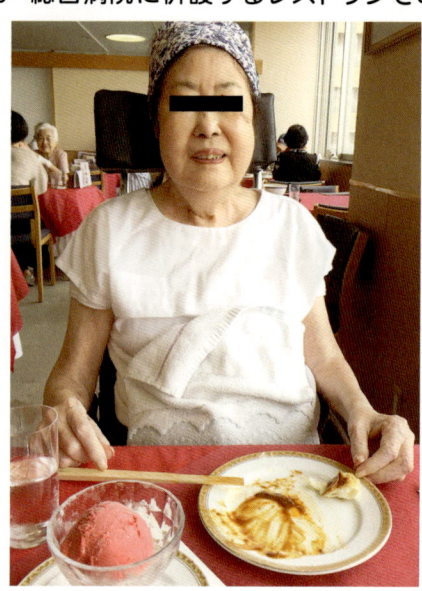

外食は稀であったため、タンシチューを召し上がることができて、大層喜ばれていたとのこと。

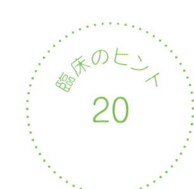

訪問歯科診療のゴールとは？
―いつまでも寄り添うことが幸せなのか―

原　豪志

　安全に、そして穏やかに在宅や施設で療養することは重要であるが、誤嚥することのリスクばかりを周りの医療・介護職から指摘され、食べる練習を行うことのできない摂食嚥下障害患者に出くわすことは少なくない。訪問診療の理念を一言で表すことは容易ではないが、筆者は、「患者とその家族が幸せに生きることを支援すること」が重要と考える。

　「マズローの欲求5段階説」にならうと、生理的欲求（睡眠欲、食欲、排泄欲）はもっとも低次にあり、基本の欲求である。したがって「食べたい」という気持ちの抑圧が患者のQOLを著しく低下させることは、想像に難くない。安全の欲求は、生理的欲求に続く基本欲である。誤嚥のリスクがある場合であっても、患者を支えている医療・介護職でリスクを軽減させ、マネジメントすることが良質なケアといえる。

　では、意識障害や認知機能が低下した患者に「食べさせたい」という家族の気持ちはどう捉えればいいのだろうか？　この問いについて筆者は、"人は自分だけでなく他人と人生を生きている"という考えに基づき訪問診療を行っている。

　食べるという行為は栄養摂取のみならずコミュニケーションの一部であり、意思疎通は取れなくても家族が一口でもいいから口から食べさせてあげたいという場合、そこに患者とその家族の"関わりや思い出"が生まれるであろう。そのため、家族の気持ちも汲み取ったうえで、無理のない範囲で摂食を指導する例もある。このような取り組みの中で逝去された患者の家族から、「生前好きな物を食べさせることができて本当によかった。長い介護だったけど悔いはありません」という言葉をいただいた経験がある。すなわち、患者の家族が、どのように患者と別れることができるか、ということも考えながら診療を行うことも重要と考える。

　誤嚥性肺炎になってもいいから食べる練習をしたいという希望を持つ患者や家族も存在する一方で、誤嚥性肺炎による入院により自宅で過ごすことができないことに辛さを感じる人もいる。その場合、積極的に摂食訓練に介入することは得策でないこともある。つまり、患者やその家族が何を幸せに感じるか？という想いは画一的ではなく、時として時間とともに変化することもこれまでの臨床から経験させていただいた。加えて、初診時から完全に心を開いて自分の欲求を伝えることができる患者ばかりではない。そのため一度の訪問診療で方針のすべてを決定すべきではなく、何度も足を運ぶ中で、患者やその家族との信頼関係を育むことが大切である。そして、時にはこちらから問いかけ背中を押してあげることが、「幸せに生きることを支援する」うえの最適なアウトカムを探ることにつながるのではないかと考える。

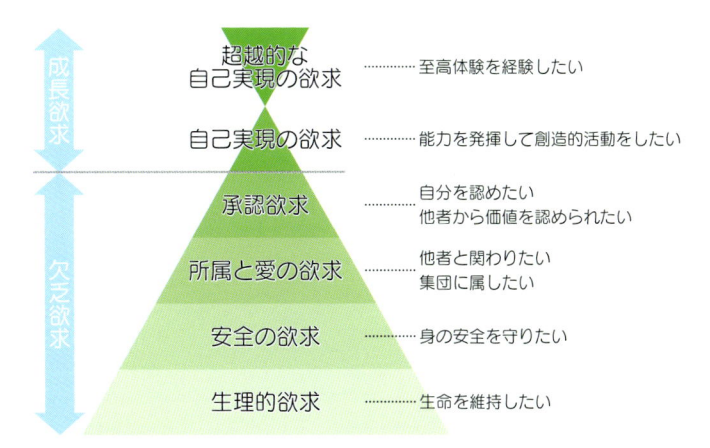

マズローの欲求5段階説

食べる訓練に用いる食材には、何が適しているの？

原　豪志

　食べる訓練にあたっては、摂食嚥下機能評価を行ったうえで食物の形態を工夫し、誤嚥や咽頭残留を防止・軽減することが必要となる。また食物形態は、その障害の回復具合に応じて難易度を調整することも重要である。たとえば経口摂取を行っていない状態で食べる練習を開始する場合では、均質であって、付着性（くっつきやすさ）、凝集性（バラバラになりやすさ）、硬さに配慮したゼリーやトロミの水分が推奨される。詳しくは、「嚥下調整食分類2013」を参照されたい[1]。

　一方咀嚼の訓練食については、容易に噛めて、唾液と混和されやすい食材が推奨される。臨床でよく用いられるのが「かっぱえびせん」や「赤ちゃんせんべい」「ハッピーターン」などである。

　ハッピーターンは咀嚼に必要な硬さがある米菓であり、内部に気泡を多数含むことから、咀嚼時に唾液と混和されやすく、食塊形成を行いやすい。また焼成後に油で揚げているので、食塊が口腔内に付着しにくく（付着性が低い）、嚥下しやすい形状となっている。つまりハッピーターンは、凝集性（まとまり）が高く、付着性（ベタつき）が低いという特徴を持つ。摂食嚥下障害患者にとっては、口の中でばらける物や、付着性が高く口腔内や咽頭に貼りつく物は摂取しにくいため、咀嚼の訓練食としてハッピーターンは有効と言える。

　筆者らの研究室では、ハッピーターンを検査食として用いた下顎の咀嚼時の運動の評価法「サクサクテスト」を報告している[2]。食べ物を咀嚼しているときの顎を正面から見ると、下顎は回転するような動きを呈し、サクサクテストはこれを利用したものである。サクサクテストを行って下顎が回転運動を呈していた場合は咀嚼機能は「良好」と判断し、単純な上下運動であった場合は「不良」と判断する。咀嚼機能のうち粉砕の可否は感度73％、特異度93％であり食塊形成の感度45％、特異度は90％であった。また意識障害がなく、義歯を含めて奥歯の噛み合わせがあり、トロミ水を誤嚥なく摂取できる患者であれば、ほとんどの方がハッピーターンを誤嚥せずに摂取できることがわかっている。

　摂食嚥下障害患者に提供される食事は安全性が重要視されるが、それに加えて、親しみやすいお菓子を選択することも、食べる楽しみや食べる意欲を引き出すことにつながるものと考える。そのような点からも日常の検査や訓練食として用いることは、意義深いと言える。

咀嚼時の下顎運動

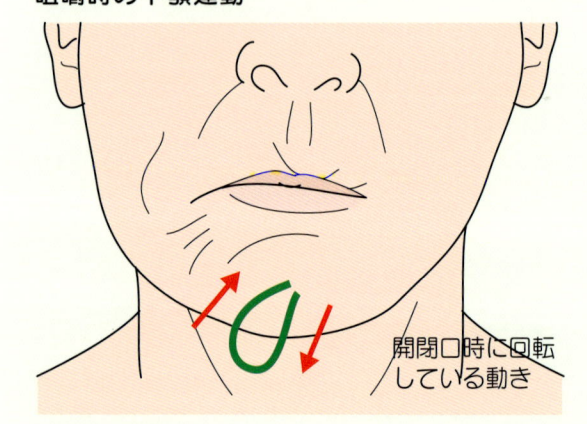

開閉口時に回転している動き

良好な下顎の運動。

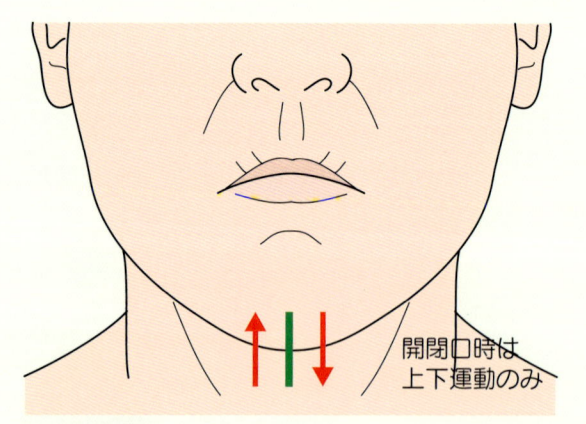

開閉口時は上下運動のみ

不良な下顎運動。

〈参考文献〉
1. 日本摂食嚥下リハビリテーション学会医療検討委員会. 日本摂食・嚥下リハビリテーション学会嚥下調整食分類2013. 日摂食嚥下リハ会誌 2013;17（3）：255-267.
2. Tagashira I, Tohara H, Wakasugi Y, Hara K, Nakane A, Yamazaki Y, Matsubara M, Minakuchi S. A new evaluation of masticatory ability in patients with dysphagia: The Saku-Saku Test. Arch Gerontol Geriatr 2018;74:106-111.

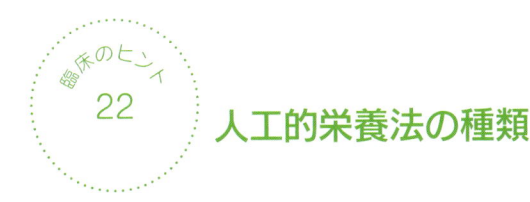

人工的栄養法の種類

臨床のヒント 22

飯田良平

口以外から水分や栄養を摂取する「人工的栄養療法」には、大きく分けて「経管（腸）栄養療法」と「静脈栄養療法」がある。

ASPEN栄養補給の投与経路

短期とは4週間程度を指す。

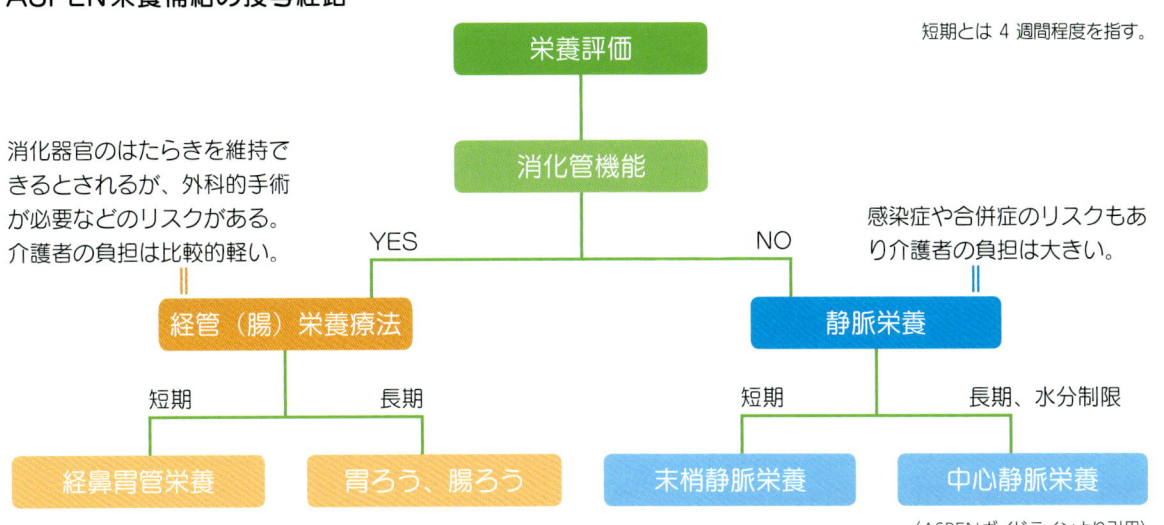

消化器官のはたらきを維持できるとされるが、外科的手術が必要などのリスクがある。介護者の負担は比較的軽い。

感染症や合併症のリスクもあり介護者の負担は大きい。

栄養評価 → 消化管機能

YES → 経管（腸）栄養療法 → 短期：経鼻胃管栄養／長期：胃ろう、腸ろう

NO → 静脈栄養 → 短期：末梢静脈栄養／長期、水分制限：中心静脈栄養

〈ASPENガイドラインより引用〉

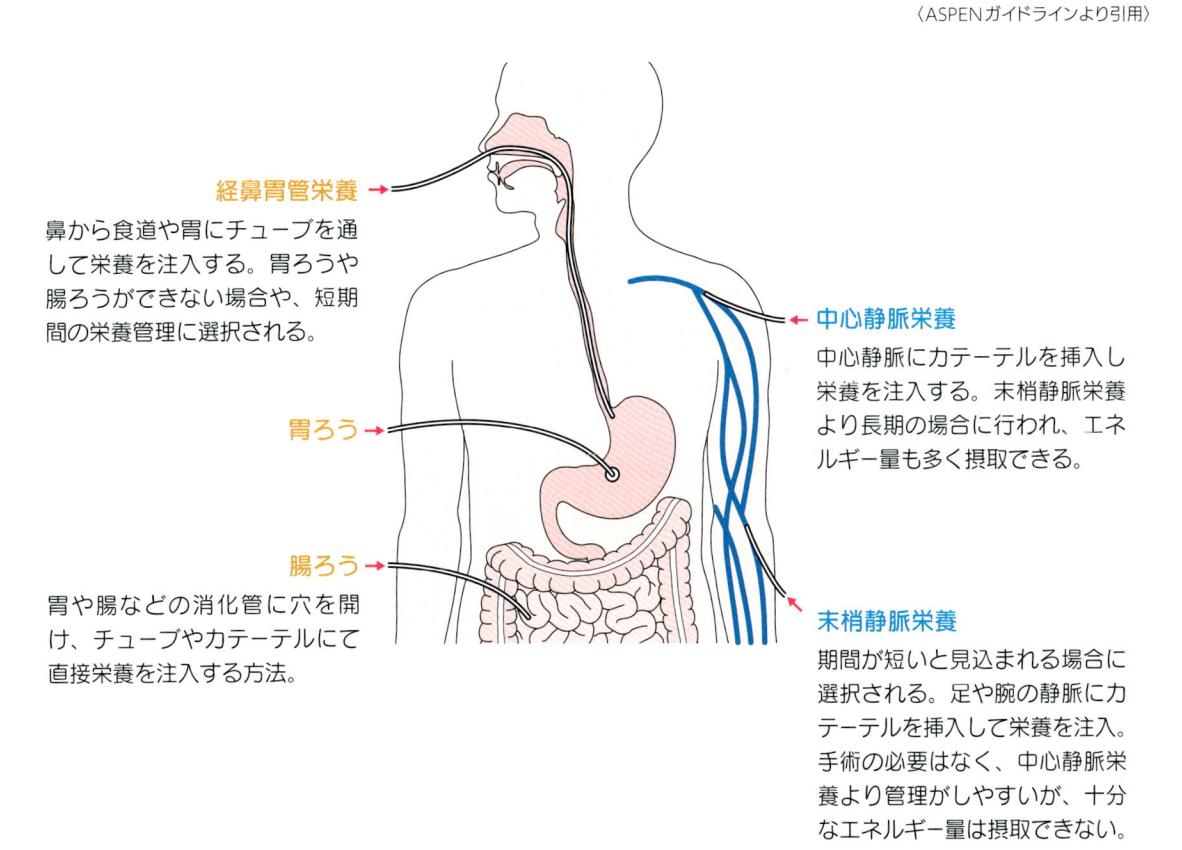

経鼻胃管栄養 →
鼻から食道や胃にチューブを通して栄養を注入する。胃ろうや腸ろうができない場合や、短期間の栄養管理に選択される。

胃ろう →

腸ろう →
胃や腸などの消化管に穴を開け、チューブやカテーテルにて直接栄養を注入する方法。

← 中心静脈栄養
中心静脈にカテーテルを挿入し栄養を注入する。末梢静脈栄養より長期の場合に行われ、エネルギー量も多く摂取できる。

末梢静脈栄養
期間が短いと見込まれる場合に選択される。足や腕の静脈にカテーテルを挿入して栄養を注入。手術の必要はなく、中心静脈栄養より管理がしやすいが、十分なエネルギー量は摂取できない。

在宅重度摂食嚥下障害患者に終末期まで食支援を行った症例

患者DATA

初診時：89歳

性別：男性

主訴、依頼内容：「鼻のチューブを抜きたい」という家族からの依頼。

訪問現場：居宅

Ⓐ 初診時の問題点

　初診日2015年10月31日。2015年3月発症の脳出血により右不全麻痺になり、シャント術を受け、同年8月自宅退院となった。覚醒状態不良（JCS[用語1]200）で、意思疎通が困難。経鼻胃管栄養[用語2]にて栄養管理していたが、家族の経口摂取への希望から当科に依頼があり、訪問診療を開始した。

Ⓑ 既往歴

- 脳出血（2015年3月）
- 胃潰瘍後胃切除術（1995年9月）
- 心房細動（2003年8月）
- 胸部大動脈瘤（1998年11月）
- 陳旧性胸膜炎
- 椎間板ヘルニア

Ⓒ 服用薬

- エクセグラン®錠100mg[抗てんかん剤]
- ビオスリー®配合散[整腸剤]
- ガスター®D錠20mg[消化器官用薬]

用語1 JCS
Japan Coma Scaleの略で、日本で主に使用される意識障害の深度（意識レベル）の分類。覚醒度によって3段階に分かれ、それぞれ3段階あることから、3-3-9度方式とも呼ばれる。

用語2 経鼻胃管栄養
99ページ「臨床のヒント」参照。

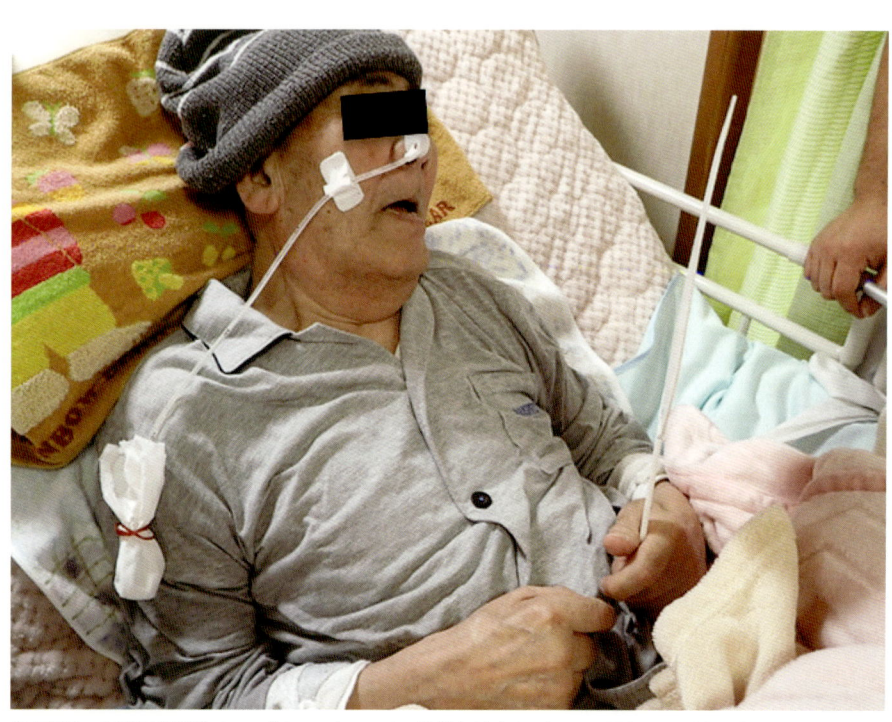

患者顔貌。経鼻胃管栄養チューブあり。自己による抜管を防止するため、両腕をベッド柵に拘束されていた。

症例報告者ＤＡＴＡ

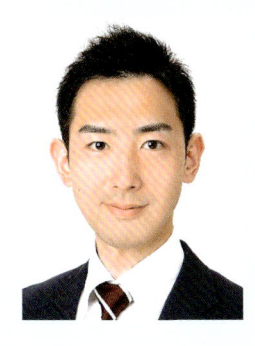

飯田貴俊
（神奈川歯科大学全身管理医歯学講座全身管理高齢者歯科学）

歯科医師歴：11年
訪問診療歴：10年
月間の訪問延べ人数：25人
訪問時間帯：特に制限なく適宜
訪問スタッフの構成：歯科医師１～３名（研修歯科医師の帯同あり）、歯科衛生士１名
歯科衛生士の訪問診療歴：１年
訪問時の主な対応：口腔のケア、義歯調整、義歯製作、保存処置、抜歯、摂食嚥下リハビリテーション
訪問時の設備：切削機具（エンジン、タービン）、バイタルサイン測定機器（血圧計、パルスオキシメーター、体温計）、吸引器、嚥下内視鏡
訪問に関する学会認定など：日本老年歯科医学会専門医・認定医・摂食機能療法専門歯科医師、日本摂食嚥下リハビリテーション学会認定士

Ⓓ 栄養状態
経管（経鼻胃管栄養）

Ⓔ 介護度
要介護５

Ⓕ 家族構成
妻（同居）、娘一人（別居）

Ⓖ ADL
- 全介助。
- 日中もベッド上で過ごしている。
- コミュニケーションは困難。

Ⓗ 口腔衛生管理状況
口腔衛生状態：歯間部を中心に清掃不良を認める。

ケアの自立度と清掃状況：自立でのブラッシングは不可。清掃状況は不良で、舌苔や歯間部に汚染物を認める。口腔乾燥は軽度。

CASE
11

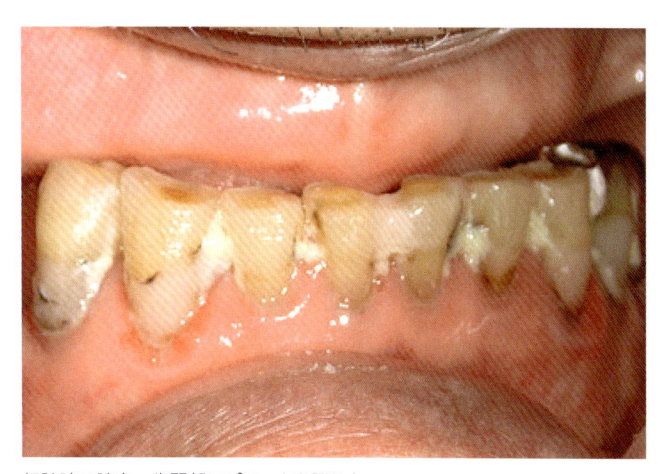

初診時口腔内。歯間部にプラークを認めた。

「診療方針の立案」までの 3 ステップ

STEP1　**訪問の依頼〜医療（介護）情報の収集と分析**

初診時、覚醒状態はJCS200であり、刺激によって開眼するものの、一切の意思疎通は困難であり、少し経つとまた閉眼してしまう状態であった。発熱は初診の 3 週間前に38.5℃まで上昇したが、初診時には解熱していた。痰は多量で透明粘調性であり、日ごろから吸引器を使用して、訪問看護師や家族が吸引を行っていたという。覚醒状態が不良でゼリーやトロミ水を口に入れても嚥下運動が起きなかったため、初診時は詳細な嚥下評価が困難であった。日常的な唾液誤嚥が疑われ、かつ口腔清掃状態が不良であったため、口腔のケアの指導が必要と考えられた。家族への問診の中で、夕方の方が覚醒しやすいという情報が得られたため、次回の訪問は夕方に予約をとった。

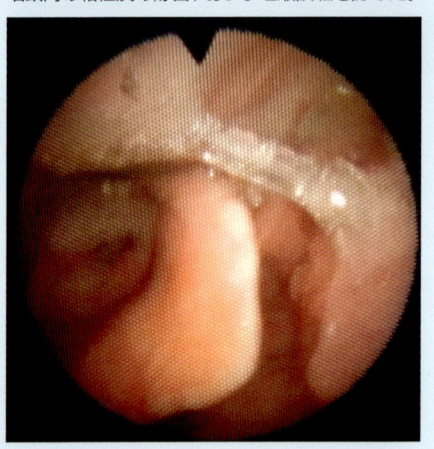

図 1　初回評価時の嚥下内視鏡検査所見
咽頭内の粘性痰の貯留、および唾液誤嚥を認めた。

再診時、夕方に訪問したが覚醒状態は変わりなかった。痰もかわらず多量であった。上肢や顔面、口腔内を刺激し、短時間の覚醒が得られたが、やはりトロミ水を口に入れても嚥下運動はみられなかった（**図 1**）。まず覚醒を上げることが経口摂取の前提として必要と考え、覚醒の促し方を家族に指導することとした。具体的には、日中ベッドのリクライニング角度を60度に保つ時間を作り、徐々に長くしていったり、声かけや冷たい布巾で顔を拭ったり、口腔内を冷たい綿棒やスポンジブラシで刺激したりする等である。

STEP2　**診断**

- 身長不明　　●体重不明　　●体温 36℃台
- 右側不全麻痺　　●指示運動不可能
- 含嗽不可能
- 歯式

4 3 2 1	1 2 3 4 5

- 義歯なし
- 歯間部にプラークの付着を認める
- 摂食嚥下機能評価：覚醒不良につき困難

STEP3　診療方針の立案

　栄養状態は経鼻胃管栄養によりコントロールされていた。

　口腔のケアは家族とホームヘルパー、訪問看護師が主に行っていたが初診時は不十分な状態であった。日常的な唾液誤嚥がみられた。口腔内細菌の日常的な気管内への侵入が予想されたため、誤嚥性肺炎予防として口腔のケアを改善することが必要と考えられた。訪問時に家族に指導し、書面にてホームヘルパーや訪問看護師に指導内容の伝達をした。

　嚥下機能はまず覚醒状態があまりに不良であったため、そこを改善してから再評価する必要があった。覚醒不良については中枢神経障害が原因として考えられ、脳出血発症から長期間が経過していることから慢性化していることが予想され、顕著な改善は期待しにくい状態であったが、抹消刺激の強化によってわずかでも覚醒を促し、もし覚醒が得られれば、少量の飲食物をお楽しみとして摂取できる可能性があったため、そこを短期的なゴールとして治療方針を立案した。

CASE 11

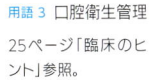

用語3　口腔衛生管理
25ページ「臨床のヒント」参照。

用語4　直接訓練
24ページ「臨床のヒント」参照。

治療計画

1 口腔衛生管理[用語3]指導（患者家族、ヘルパー、看護師に伝達）

2 覚醒の促し

3 摂食嚥下リハビリテーション（覚醒時に直接訓練[用語4]）

4 終末までの関わり（お楽しみとしての経口摂取）

治療経過

[初診～2週]

　覚醒状態はJCS200のまま変化なし。日中ベッドのリクライニング角度を60度に保つ時間を作り、徐々に長くしていき、声かけや冷たい布巾で顔を拭ったり、口腔内を冷たい綿棒やスポンジブラシで刺激する等の指導を家族に行い、可能な範囲で行ってもらうこととした。

[2週目～2ヵ月]

　覚醒状態はJCS20で声かけにて開眼がみられるようになった。ただし覚醒していても、意思疎通は困難なままであった。問診から、37℃前半の微熱がときどきあるということだったが、特に投薬もなく診療時は落ちついていた。痰は咽頭内に多量にみられ唾液誤嚥も多量であった。はちみつ状のトロミ水は口に入れても飲み込まず、口から出してしまう状態であったが、好物であったアイスクリームではティースプーン1/2量では咀嚼運動後に嚥下があり、誤嚥はなかった。嚥下後も咽頭残留が認められ、吸引が必要であっ

た(図2)。

　この時点で、患者の中枢神経障害は重度かつ慢性化しており、

● 当初患者の主訴であった「口から食べられるようにして、鼻からの管を抜きたい」という希望は現実的には治療によってかなえることが難しいこと

● 経鼻胃管栄養で食物からの誤嚥はないが日常の唾液誤嚥があり誤嚥性肺炎のリスクは依然高いこと

● アイスクリームなど限定された食材、限定された摂取量であればお楽しみとして数口経口摂取が可能であること

を伝えた。家族や主治医との相談の結果、生活の質(QOL)を優先するため、誤嚥性肺炎のリスクを承知のうえで、覚醒がいいときに限りお楽しみとしてアイスクリームをティースプーン1/2量、3口の経口摂取を家族の介助にて再開することとした。摂取後に咽頭吸引できるよう、看護師の訪問時間に合わせて摂取するようにした。

図2　再診時の嚥下内視鏡検査所見

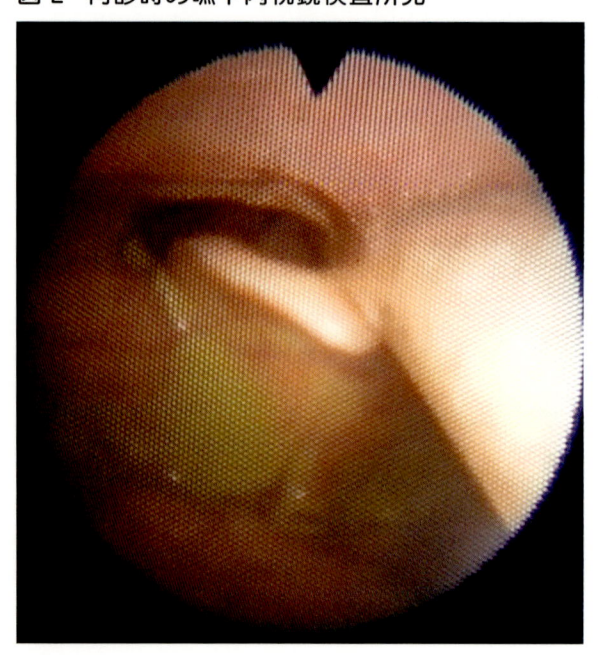

咽頭残留(抹茶味アイスクリーム)。

図3　長女(左)による介助で最期の一口を摂取

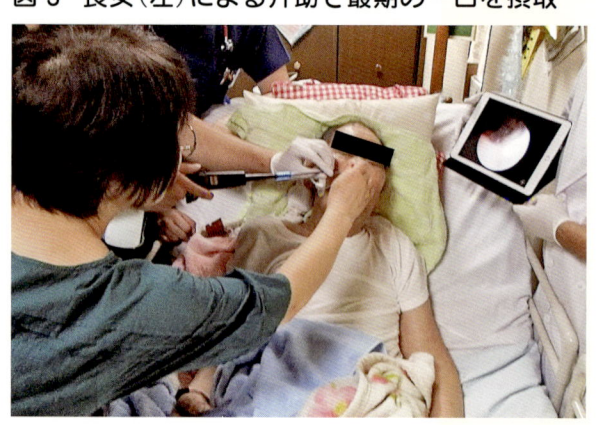

用語5 体位ドレナージ

排痰法の一つであり、痰が重力に従って高い位置から低い位置に動くことを利用して、肺や気管内に侵入した痰を出すよう誘導する方法。たとえば右肺に痰がたまっているときは左側臥位にすると右肺の痰が気管に移動しやすくなる。低頭位は一般に使用しない。

用語6 呼吸介助

呼気に合せてゆっくりと低圧で胸部を介助者が圧迫すると換気量が上がり呼吸しやすくなる。

［2～8ヵ月目］

　月に一度、訪問診療を行い、覚醒状態や口腔のケア、嚥下機能について確認を行っていった。途中、覚醒状態が改善し、うちわを持たせると仰ぐ、手を握り返すなどの動作がみられるようになった。訪問を続けていくと、徐々に覚醒を促しても上がらなくなっていった。平均して家族が食事介助できたのは月に2、3回程度であった。

　初診から8ヵ月後、訪問2日前に38℃台の発熱があったとのこと。嚥下内視鏡検査では、長女の介助でアイスクリームティースプーン1/2量を嚥下し、あきらかな誤嚥像はなかったが、咽頭内の痰量増加、SpO_2が80％台に低下したた

め、検査を終了し咽頭吸引を実施した（図3）。家族、主治医と相談し、経口摂取を中止。体位ドレナージ[用語5]と呼吸介助[用語6]、口腔咽頭吸引について指導した。3週間後、心不全のため死亡との連絡が主治医よりあり、在宅での看取りとなった。

　在宅終末期におけるQOLを優先した対応に重きをおいた食支援を実践した症例であった。実際に患者および患者家族のQOLが向上したかどうかは定かではないが、今回のような在宅診療の場面においては、身体の医学的安全性だけを考えるのではなく、患者のQOLにも配慮した心理的アプローチを意識し治療方法の選択を行うことが重要と考える。

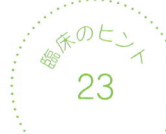

CASE
11

臨床のヒント 23　時には身体の医学的安全性よりも、患者の QOL が優先されることもある

飯田貴俊

　摂食嚥下障害は食べる機能の障害であり、対応としてまず優先されるのが、安全に摂食できる食事姿勢やペース、そして食形態の調整である。調整された食事はえてして普通食よりも見た目が悪く、味が薄く、噛み応えがなく、おいしくない食事になってしまうことが多いのが現状である。そのため機能が低下した患者の中にも「自分の食べたい物をどうしても食べたい」という方もいらっしゃるが、その希望に沿うと誤嚥をきたしてしまう場合がある。

　そういった状況でも、時に誤嚥のリスクよりも患者のQOLを優先し、食べたい食事を食べてもらうことがある。癌などで余命が短いときや、経口での栄養摂取が困難であるが一切の強制栄養を希望せず実質の看取り対応となっている場合などである。

　このような場合のポイントは、患者本人、家族、主治医、コメディカル、介助者すべてのコンセンサスが

得られていること、同じ方向を向いて看取りまで患者を支えていく体制ができていることである。患者本人の意向を直接聞くことができない場合にも、「きっと本人ならこうするだろうね」という判断を家族とよく話し合って聞き出し、家族内でも齟齬がないようにし、主治医、コメディカルにおいても無理な延命を避けるよう意見を統一してもらうことも大切である。また、その際にも許容範囲内で誤嚥量を最小限にする努力は怠らないようにしたい。誤嚥による呼吸苦をなるべく出さないようにすることが、QOL維持に重要と考える。緊急時の対応（どこまでやるのか、やらないのか）を決めておくことも重要である。患者と家族の本当の意向を聞き出し、彼らの悔いが残らないよう、その人らしい最期を演出することも、我々の仕事の一つと考える。

「おいしい物が食べたい」という末期癌患者からの依頼

患者DATA

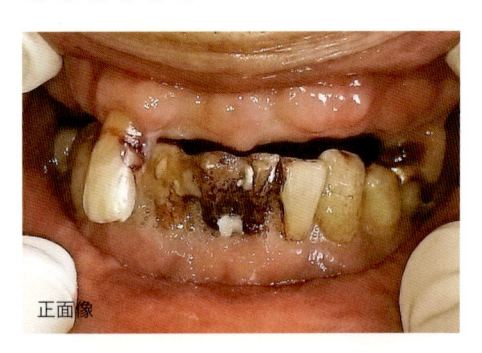

正面像

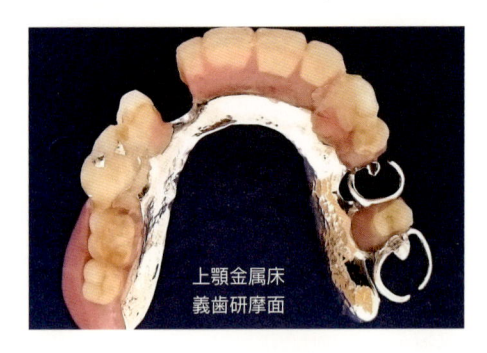

上顎金属床
義歯研摩面

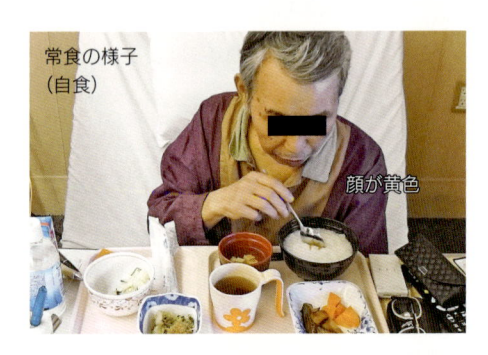

常食の様子
（自食）

顔が黄色

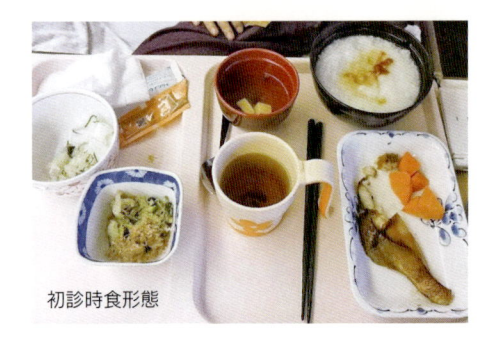

初診時食形態

初診時：74歳

性別：男性

主訴、依頼内容：「病院の食事でなく食べやすく、おいしい物が食べたい」と患者本人が希望。

訪問現場：病院

Ⓐ 初診時の問題点

初診日2016年7月5日。総合病院消化器内科病棟に入院中。膵臓原発の悪性腫瘍は肝臓と肺に転移を認め、Stage 4と告知を受けていた。黄疸が出現しており、体調不良による食欲不振に加え、体重減少による義歯の不適合や鉤歯の動揺なども認める。病院食は常食の形態で提供されており、食べにくいことが示唆された。

Ⓑ 既往歴

- 膵臓癌（肝臓・肺転移、2016年6月）
- 大腸癌（2000年）

Ⓒ 服用薬

- オキシコドン徐放カプセル10mg［アヘンアルカロイド系麻薬、持続性癌疼痛治療剤］
- フェントス®テープ［麻薬］
- グラマリール®錠25mg［中枢神経用薬］
- ベルソムラ®錠15mg［中枢神経用薬、入眠剤］
- クエチアピン錠25mg［中枢神経用薬、抗不安］
- ゾルピデム酒石酸塩錠5mg［中枢神経用薬、入眠剤］
- センナリド®錠12mg［消化器官用薬］

症例報告者ＤＡＴＡ

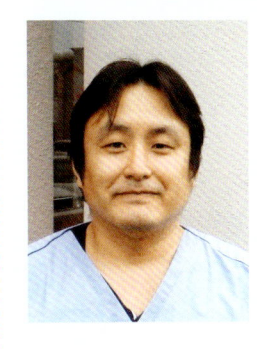

飯田良平
（鶴見大学歯学部高齢者歯科学講座）

歯科医師歴：20年
訪問診療歴：20年
月間の訪問延べ人数：6〜10人
訪問時間帯：特に制限なく適宜
訪問スタッフの構成：歯科医師1〜3名（研修歯科医師の帯同あり）
歯科衛生士の訪問診療歴：―
訪問時の主な対応：口腔のケア、義歯調整、義歯製作、保存処置、抜歯、摂食嚥下リハビリテーション
訪問時の設備：切削機具（エンジン、タービン）、バイタルサイン測定機器（血圧計、パルスオキシメーター、体温計）、吸引器、嚥下内視鏡
訪問に関する学会認定など：日本老年歯科医学会指導医・専門医・摂食機能療法専門歯科医師

- ネキシウム®カプセル10mg
  [消化器官用薬、プロトンポンプ阻害薬、胃炎・消化性潰瘍の薬]
- マグミット®錠330mg[制酸・緩下剤]

Ｄ 栄養状態

用語1 末梢静脈栄養 99ページ「臨床のヒント」参照。

経口・経管の併用（末梢静脈栄養[用語1]）

Ｅ 介護度

後に要介護4

Ｆ 家族構成

入院中のため別居（妻・息子二人）

Ｇ ADL

- つかまって、もしくは介助にて歩行可能。移動は車椅子。
- 着替え、入浴、排泄は部分介助。
- 食事は自食で、認知症などはないが入院後急速に認知機能の低下を認めている。

Ｈ 口腔衛生管理状況

口腔衛生状態：残存歯、義歯ともに清掃不良。
ケアの自立度と清掃状況：口腔清掃は自立であるが、ベッドから降りて病室内の洗面所までは介助が必要なため、ナースコールなどが必要である。食後のブラッシングの介助は行われておらず、ガーグルベースンなども用意されていない。

「診療方針の立案」までの 3 ステップ

STEP1 訪問の依頼～医療（介護）情報の収集と分析

今後の口腔管理における緊急の抜歯の可能性なども含めて、訪問歯科診療に際しての照会状を作成し、消化器内科主治医からの情報提供を得た。

現在黄疸に対して胆管ステント留置術[用語2]を予定している。他には抗癌剤や化学療法など積極的な治療は家族も望まれておらず、疼痛コントロールを主に行うとのこと。

血液検査所見（**図１**）、服用薬の確認を行うと、すでに癌性疼痛のコントロールのために麻薬が処方されていた。明確な表現ではないが、余命は半年であり、種々の治療が奏功しても１年とのことであった。「すみやかに、今のうちにできることをされるのがよい」と主治医から家族も説明をされているとのことであった。

図１　血液検査所見（主要なもののみ抜粋）

検査項目	数値	
総タンパク（T-P）	6.4g/dL	Low
総ビリルビン（T-Bil）	22.8mg/dL	High
直接ビリルビン（D-Bil）	17.1mg/dL	High
AST	91U/L	High
ALT	135U/L	High
乳酸脱水素酵素（LDH）	431U/L	High
アルカリフォスファターゼ（ALP）	1805U/L	High
γ-GTP	616U/L	High
クレアチニン（CRE）	1.39mg/dL	High
C反応性タンパク（CRP）	9.2mg/dL	High
白血球数（WBC）	12.2×10^3/uL	High
赤血球数（RBC）	320×10^4/uL	Low
ヘモグロビン量（Hb）	10.2g/dL	Low
ヘマトクリット値（HCT）	28.9%	Low
血小板数（PLT）	20×10^4/uL	

STEP2 診断

- 身長 150cm　● 体重 40kg　● 体温 36.2℃
- 血圧 120/70mmHg　● SpO_2 96～98%　● 脈拍 60回/分、不整脈なし
- 便秘あり　● 出血傾向なし　● 歯科治療歴あり、異常なし
- アレルギーなし
- 顔面や口腔内の麻痺等なし
- 咽頭絞扼反射[用語3]あり　● 鼻咽腔閉鎖良好　● 口唇・舌・顎運動に問題なし
- ブクブク・ガラガラともに含嗽可能
- 歯式

3	5（動揺2）　7
7 6 5 4 3 　1	1 2 3 4 5 6

- 義歯

8 7 6 5 4 　2 1	1 2 3 4 　6

上顎金属床義歯不適合（顎堤の吸収により不適合）。粘膜面もメタルタッチの部分が多い。

- 口腔粘膜異常なし　● 口腔乾燥なし　● 口臭なし
- 摂食嚥下機能評価

咀嚼障害による準備期[用語4]障害を有するが、先行期[用語5]～咽頭期[用語6]までの一連の機能はまだ維持されている。水分摂取もトロミなしで可能。

用語2　胆管ステント留置術
胆管や膵管が狭窄して胆汁や膵液の流れが悪くなった際に、ステントという管を留置して胆汁や膵液の流れをよくする治療。

用語3　咽頭絞扼反射
舌根や咽頭を刺激することにより誘発される嘔気をともなう反射で、「催吐反射」とも呼ばれる。求心路は舌咽神経で、遠心路は、舌下神経、迷走神経である。嘔吐反射との違いは吐物をともなわないことである。

用語4　準備期
53ページ「臨床のヒント」参照。

用語5　先行期
53ページ「臨床のヒント」参照。

用語6　咽頭期
53ページ「臨床のヒント」参照。

STEP3 診療方針の立案

入院するまでの闘病の過程で、疼痛による睡眠不足や倦怠感もあったとのこと。体重減少が進んでおり顎堤の吸収による義歯の不適合をともない、歯周組織の状態も悪化し、鉤歯は動揺をきたしている。本来であれば、義歯不適合に対しリラインや軟質裏層剤での適合改善を行うが、現在開窓型の金属床義歯を使用しており、メタルタッチ部分も大きいため、裏装剤の剥離なども予想される。また⌊5（鉤歯）の抜歯、その後の増歯修理も想定すれば、レジン床義歯を新製することも一案である。

しかし本症例では患者の残された時間は残り少ないこと。すでに麻薬が処方されており、せん妄や認知機能障害の出現、そして摂食嚥下機能の経時的な低下などを考慮すれば、新義歯に慣れることや、口腔内の大きな形態の変化は望ましくないと考える。

よって、病棟看護師を主とした口腔衛生管理^{用語}を柱に、下がりゆく摂食嚥下機能に見合った食形態と摂食方法の提案を行うこととする。義歯の着脱や清掃管理、口腔内でのコントロールが困難となれば、義歯を外すタイミングを見きわめて、摂食方法に反映することとする。最期まで心地よい関わりであるように、患者と家族の思いを鑑みながら、おいしい物を少しでも食べさせてあげられるよう支援を行うこととする。

用語 7 口腔衛生管理
25ページ「臨床のヒント」参照。

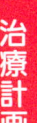

治療計画

1 口腔衛生管理のマネジメント（看護師に説明）

2 上顎金属床義歯リラインを検討

3 摂食嚥下リハビリテーション
（減退する機能評価と摂食についての助言）

4 終末までの関わり

治療経過

［初診～2週目］

上顎に義歯が装着されており、常食に近い形態では食べにくいこと、またベッドから洗面所への移動は独りでできないため、ガーグルベースンの用意と口腔清掃の援助について看護師にお願いをした。セルフケアは電動歯ブラシを使用していただくこととした**(図2)**。

［2～3週目］

胆管ステント留置術が施行され黄疸は改善され始めた。しかし腫瘍による腹部膨満感、麻薬による食欲低下もあり、経口摂取は極少量となっている。先行期障害と食べこぼし、そして水分でのむせを生じるようになってきたために部分介助となった。水分の増粘剤の使用と、服薬ゼリーの使用について助言した。義歯は緩くなってきたが、疼痛などは生じておらず、また会話や食事中にも維持されているため経過観察とした。せん妄が現れ、看護師や病院等に対する不信感などを口にするようになっていた。

家族との「最後の晩餐」という意味合いも込めて、嚥下食のコース料理を提供するフランス料理店での外食についてお話をして、主治医に可能か否かたずねたが、進行が早く、現状では外出は困難であるとのことで断念をした。

［4週目～死亡］

訪問時には寝ていることが多くなり、意思の疎通も困難となった。末梢静脈栄養のみとなるが、食に対しての意欲などは発しなくなった**(図3)**。自浄性も低下してきたため、口腔衛生管理は軟らかい毛と大きめのヘッドの口腔粘膜ケア用ブラシ（デントエラックS510ライオン）による介助磨きに変更とし、保湿剤の使用も開始した。

義歯は看護師の判断で外されていた。嚥下時の顎位の固定および動揺歯の咬合性外傷や動揺が増すことを鑑みれば、就寝中も装着することを検討するが、

- 就寝中の唾液誤嚥がみられないこと
- ご本人は前後・表裏の判断もできなくなり、着脱を含め口腔内でのコントロールも困難となっていること
- すでに鉤歯の傾斜により義歯装着がきつくなっていること
- 食いしばりや閉口筋の緊張による外傷性咬合はなく、逆に全身状態の低下により開口が多くなっており、鉤歯の脱落の危険は少ないこと

などにより、義歯を外しておくことは妥当と評価した。

容態が悪化し口呼吸による乾燥も強くなると、舌苔や剥離上皮が顕著に認められた。保湿剤を用いながら付着物をていねいに除去した**(図4)**。痰や刺激唾液の喀出が自力では困難であったため看護師が鼻腔より吸引を行った。また軟口蓋付近のスポンジブラシによる清掃では嘔吐反射を認めたが、このような際には黄色の

図2　セルフケア

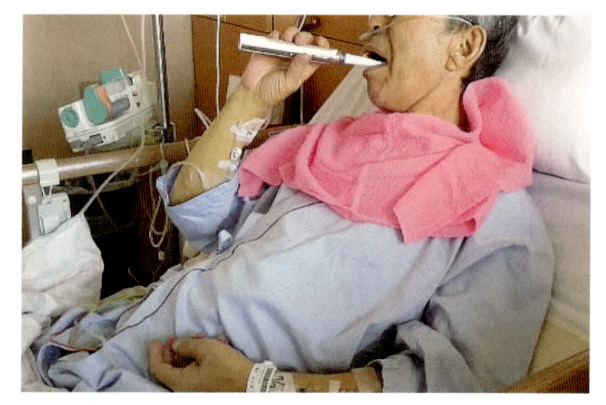

電動歯ブラシを使用。

図3　初診より25日目の食事状況

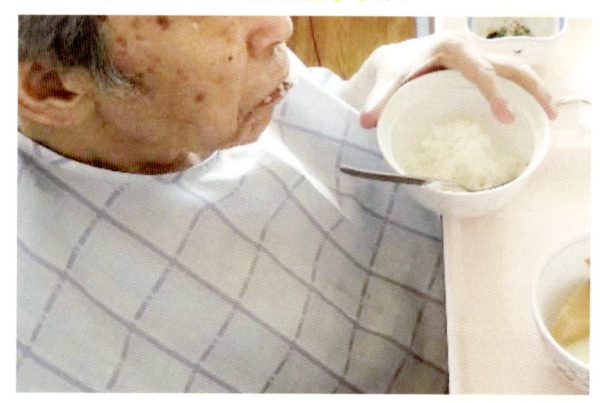

口唇に米粒がついているが気がついていない。

分泌物が引けてきた。原疾患の膵臓癌の進行により、胆汁などが咽頭口腔まで逆流してくる状態であると説明を受けた。よって、口狭部などの清掃に際して嘔吐反射が出るような刺激を頻回に与えるのは、ご本人にとって辛いことでもあると考えられた。

介入より35日目に逝去され、死後のお口のケアを行うことができた（**図5**）。全身のどこよりも先駆けて、口腔内の温度が低下して冷たくなり、歯肉も赤みがなくなってきた。残存歯の他、口腔粘膜も清拭したが、咽頭部までケアをしても嘔吐反射も拒否もないのが印象的であった。その後看護師によりエンゼルケアがなされたが、挺出もみられた <u>3|</u> が露出しやすい状態であった（**図6**）。

通夜と葬儀を前に納棺師によりお顔の整復がなされ、立ち会うことができた。義歯は生前も不適合となっていたので、ここでも無理に装着はせずに、ガーゼ等により豊隆を確保していただいた。豊隆が過多で、人中や鼻唇溝がなくなっていたので、少し修正をさせていただいた（**図7**）。

図4　訪問時の口腔内状態

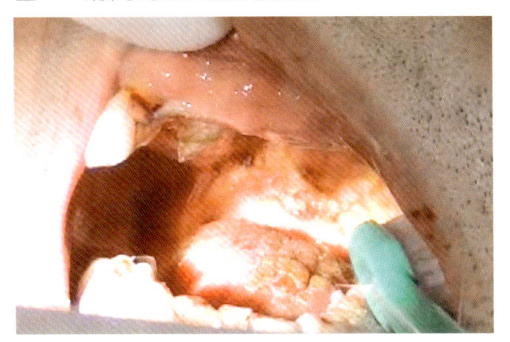

剥離上皮の付着など汚染が著しい。

図5　亡くなられた日の口腔内

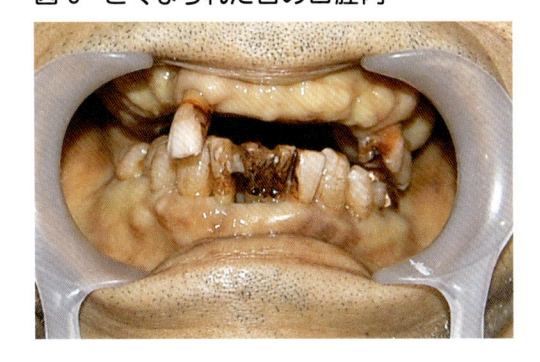

図6　死後のお口のケア

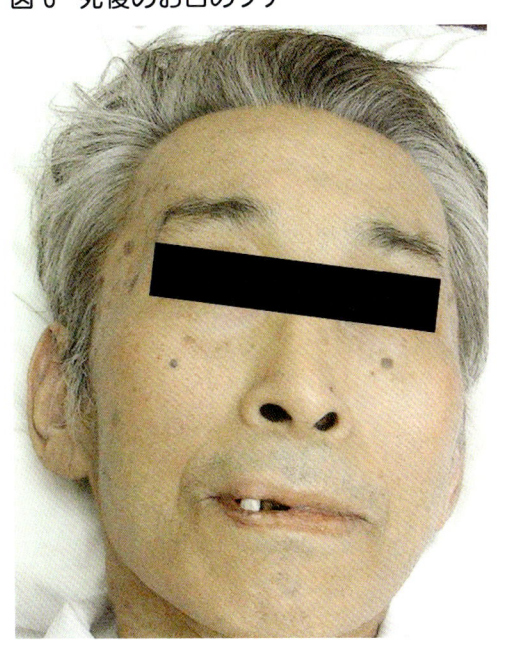

図7　納棺師とともに顔を整える

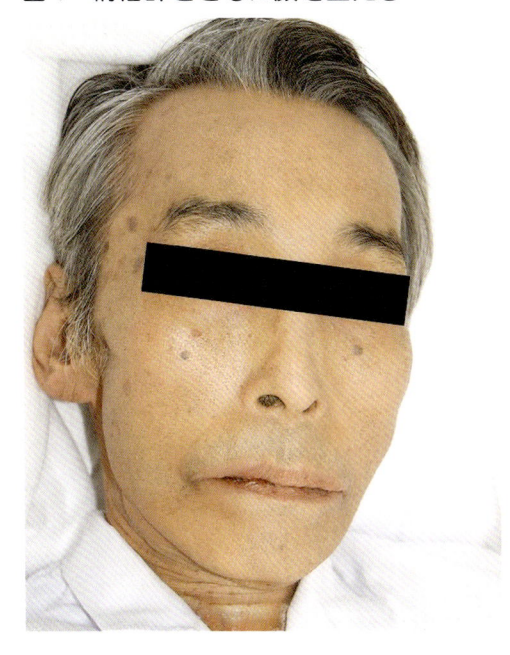

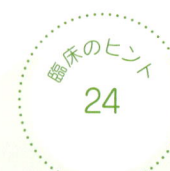

臨床のヒント

24

在宅・病院・施設……どこで最期を過ごすかで、対応は大きく変わる

飯田良平

　CASE12では膵臓癌の進行の早さを思い知らされた。初診時にはまだ経口摂取や会話によるコミュニケーションも可能であったが、進行して種々の機能が低下し、また癌性疼痛の緩和のために麻薬が用いられると、せん妄の出現や食思不振も進み、水分でのむせを生じるようになり、間もなく食べられなくなってしまった。振りかえってみれば、病院食への助言も行いながらお見舞いの食べ物などを食べていただけたのは、介入より約4週間と一瞬であった。家族での外食を実現できないかと模索をしたが、それも機を逸してしまった結果となった。

　もしも在宅療養や緩和ケア病棟で最期を過ごされていたら、どうであっただろう。現在では癌性疼痛のコントロールも訪問診療によりなされ、在宅で看取られる方も増えていると耳にする。患者は独居であったことも在宅療養などのハンディとなってしまったが、もしもそのような生活の場で過されていたら、最期に何かおいしい物を食べるというチャンスは病院に比べてあったのかもしれない。また家族と暮らしていれば、愛情のこもった温かな食事を口にして旅立つことができたかもしれない。

　有病高齢者の歯科治療や要介護者の訪問診療、摂食嚥下リハビリテーションにおいて、機能改善があるのか否かを判断することがまず大切となる。癌や神経難病など、「進行性の疾患であるのか」、そして「その進行は早いのか」「残された時間は長いのか短いのか」。そのようなことを診療方針の立案に際して考慮する必要性がある。短期間に機能低下していく死を間近とした人の口に対峙した際には、既存の歯科医学による形態の回復や機能回復が主ではなく、口腔衛生管理とその状況（病院or施設or在宅）に合わせたマネジメントを行い、下がりゆく機能に見合った対応が望まれる。たとえば「日中は義歯を必ず装着してください」などと安易に看護師や施設のスタッフに指導していないだろうか？　義歯を使いこなす機能がなくなった際には、義歯を外すことも歯科の仕事であろうし、しかしそのジャッジは難しいことでもある。

　本症例からは、「最期」まで口の衛生管理を主として関わり、家族の支援をすることも私たち歯科の仕事であることを再考させられた。そしてあまりにも早い経過の中で、振りかえれば食べられるチャンス、食事を介した想い出を作るチャンスというのは一瞬しかなかったことに気がついた。そのような対応については成書にまとまる一律のものではないであろうが、数多くの経験を積むことも合わせて、今後出会うそのような患者と家族には、おいしい一時を祝っていただけるような取り組みをしたいと考えている。

おわりに

　歯科は、診療所を主体に地域医療へ貢献してきました。私も2代続く開業歯科医の元に生まれました。開業医の喜びとして、子どもだった患者が成人となり、親となり子どもを連れて受診されたこと。また、同世代の患者とともに老いること。そんなことを耳にします。まさに患者とともに歩むこと、成長を助け、見届けることが開業医の醍醐味かもしれません。

　大学の補綴科に残った後輩に、補綴科に席をおいた理由を尋ねたことがありました。「充填や修復処置、抜歯などの外科があって、歯科の最終の治療が補綴になるので勉強しようと思いました」という答えでした。訪問診療の現場では、義歯は必要か否か大変悩むものではないでしょうか。とりわけ介護度が重く、経口摂取の可否についての判断の依頼を受けた場合や認知機能の低下が進んだ方では、義歯を含めて口の形態をどう創造すれば良いのか悩むものです。

　たとえば杖の必要な人に杖をわたせば歩きやすくなりますが、健常者に杖をついて歩けと言えば歩きにくくなります。義歯も足りない歯や顎堤の形態を再現するだけでなく、機能の不足を補うものでもあれば患者に必要な装具となりうるのです。

　同じように、疾病や加齢のために歩行が困難な方に杖をわたしてリハビリを行い、自力歩行ができるように機能回復を目指すことが望ましい関わりでしょうか。もう機能回復が難しい方であれば、そろそろ車いすを使用することを促し、スロープやエレベータを利用することを提案します。転倒を回避して安全に移動する術について助言することでしょう。同じように食べることに関しても、義歯を製作してリハビリを行い、一般の人と同じものを食べていただくことにゴールをおくことが解決策ではありません。残存能力を評価しさまざまな背景も鑑みながら、窒息や誤嚥を回避できる方策を検討することになります。

　しかしながらこのように医学的な安全性を担保した対応を提案しながらも、われわれは、やはり口から食べたいという希望に寄り添い、最善を尽くしたいと思います。人生の最期まで口から食べること、きれいで尊厳のある口を維持することは、われわれ歯科の大切な仕事であり、貢献できる仕事でもあるはずです。

　診療所を訪れてくれた大切な患者を、最後の最期まで診てゆくとするならば、いずれはこの訪問診療や、食べることについての問題に出くわすことと思います。歯科の最終の仕事として、装具として機能する適切な義歯を製作することの先に、食べる機能を評価して状況によっては外していくこと。さらには口から食べられなくなっても、口の果たす意義を考慮した温かな関わりや寄り添いをすることが望まれます。

　本書は横浜市緑区で開業医として働かれていた中島　丘先生の企画によるものでした。医療安全や有病者の歯科治療のエキスパートとして、地域歯科医師会や学会へ多大な貢献をされた先生でしたが、残念ながら享年57歳で他界をされました。生前の意思を受け、お忙しい著者の先生方の協力をいただき発刊することができました。中島先生へご報告を申しあげますとともにご冥福をお祈りしております。

2019年9月
監修　飯田良平

[監修者紹介]

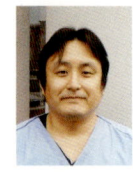

飯田良平（いいだりょうへい）

鶴見大学歯学部 非常勤講師

1997年　鶴見大学歯学部歯学科卒業
1997年　鶴見大学歯学部附属病院高齢者歯科学講座 臨床研修歯科医
2001年　鶴見大学歯学部高齢者歯科学講座 助手〜助教
2018年　鶴見大学歯学部退職
2018年　鶴見大学歯学部附属病院高齢者歯科 非常勤講師
〜現在　横浜市歯科保健医療センター
　　　　吉武歯科医院
　　　　東京都立神経病院 非常勤医員
　　　　医療法人社団東京愛成会高月病院精神科
　　　　藤沢市口腔保健センター
　　　　横浜市立みなと赤十字病院口腔外科
　　　　医療法人社団為世為人会川崎ヒューマンクリニック

〈主な所属・役職〉博士（歯学）、日本老年歯科医学会指導医・専門医・摂食機能療法専門歯科医師、日本摂食嚥下リハビリテーション学会評議員

[著者紹介]

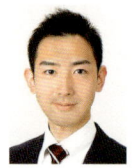

飯田貴俊（いいだたかとし）

神奈川歯科大学全身管理高齢者歯科 診療科准教授
摂食嚥下リハビリテーション担当・訪問歯科診療担当

2008年　日本大学歯学部卒業
2009年　日本大学大学院摂食機能療法学講座入局
2010年　藤田保健衛生大学（現：藤田医科大学）医学部リハビリテーション医学Ⅰ講座国内留学
2012年　Johns Hopkins University School of Medicine, Department of Physical Medicine and Rehabilitation留学
2014年　日本大学歯学部摂食機能療法科 専修医
2015年　神奈川歯科大学附属病院 診療科講師
2016年　神奈川歯科大学全身管理医歯学講座全身管理高齢者歯科学分野 講師、医局長
2018年　神奈川歯科大学附属病院 診療科准教授
現在に至る

〈主な所属・役職〉日本摂食嚥下リハビリテーション学会認定士、日本老年歯科医学会専門医・認定医・摂食機能療法専門歯科医師、日本リハビリテーション医学会、日本静脈経腸栄養学会、日本口腔リハビリテーション学会、日本有病者歯科医療学会、日本補綴歯科学会、日本咀嚼学会、日本障害者歯科学会、日本歯科医学教育学会、神奈川摂食嚥下リハビリテーション研究会（横須賀地区世話人）

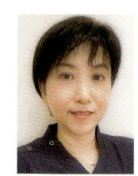

田村文誉（たむらふみよ）

日本歯科大学 教授
日本歯科大学附属病院口腔リハビリテーション科 科長
日本歯科大学口腔リハビリテーション多摩クリニック

1989年　昭和大学歯学部卒業
1989年　昭和大学歯学部第三補綴学教室入局
1991年　昭和大学歯学部口腔衛生学教室入局
2001年4月〜2002年3月　アラバマ大学（米国）歯学部補綴学・生体材料学教室留学
2004年　日本歯科大学附属病院口腔介護・リハビリテーションセンター 講師
2012年　日本歯科大学附属病院口腔リハビリテーション科 科長
2013年　日本歯科大学附属病院口腔リハビリテーション科 教授
現在に至る

〈主な所属・役職〉日本障害者歯科学会理事・指導医・認定医、日本老年歯科医学会指導医・専門医・認定医、摂食機能療法専門歯科医師、日本摂食嚥下リハビリテーション学会認定士

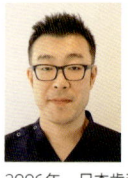

戸原　雄（とはらたかし）

日本歯科大学附属病院口腔リハビリテーション科 医長

2006年　日本歯科大学歯学部卒業
2011年　日本歯科大学附属病院口腔リハビリテーション科 専任
2011年　日本歯科大学口腔リハビリテーション多摩クリニック 非常勤歯科医師
2014年　岡山大学大学院医歯薬総合研究科修了
2014年　日本歯科大学附属病院口腔リハビリテーション科 助教
2017年　日本歯科大学附属病院口腔リハビリテーション科 講師
2017年　日本歯科大学新潟病院口腔リハビリテーション科へ人事交流
2018年　日本歯科大学附属病院口腔リハビリテーション科 医長
現在に至る

〈主な所属・役職〉日本老年歯科医学会専門医・認定医・摂食機能療法専門歯科医師

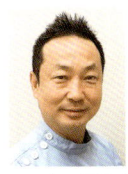

野本たかと（のもとたかと）

日本大学松戸歯学部障害者歯科学講座 教授
日本大学松戸歯学部付属病院特殊歯科 科長
日本大学松戸歯学部付属病院摂食嚥下リハビリテーション外来 医長

1989年	日本大学松戸歯学部卒業
1992年	日本大学松戸歯学部障害者歯科学講座 助手
2000年	日本大学松戸歯学部障害者歯科学講座 講師
2012年	日本大学松戸歯学部障害者歯科学講座 准教授
2014年	日本大学松戸歯学部障害者歯科学講座 教授
現在に至る	

〈主な所属・役職〉日本障害者歯科学会理事・指導医・専門医・認定医、日本摂食嚥下リハビリテーション学会評議員・認定士、日本歯科医学会理事・編集委員

横山雄士（よこやまゆうし）

横山歯科医院（東京都開業）
横山歯科医院 恋ヶ窪認定栄養ケアステーション 代表

2003年	日本歯科大学卒業
2003年	榎本歯科医院勤務
2008年	横山歯科医院 副院長
2014年	一般社団法人国分寺市歯科医師会 理事
2016年	横山歯科医院 院長
2018年	横山歯科医院 恋ヶ窪認定栄養ケアステーション 代表
現在に至る	

〈主な所属・役職〉日本老年歯科医学会、日本障害者歯科学会、日本摂食嚥下リハビリテーション学会、日本静脈経腸栄養学会 、NPO法人在宅医療・緩和ケアカンファレンス理事、多摩小児在宅歯科医療連携ネット発起人、ホームケアサポートデンティスト（HCSD）代表、いただきますの会代表

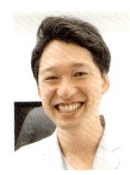

原　豪志（はらこうじ）

東京医科歯科大学大学院医歯学総合研究科医歯学系専攻老化制御学講座高齢者歯科学分野 特任助教

2008年	九州歯科大学歯学部卒業
2008年	九州歯科大学病院 研修医
2009年	医療法人アンブル アンブル歯科勤務
2010年4月～2015年3月	九州歯科大学歯学部地域健康開発歯学講座 大学院生
2012年	日本大学歯学部摂食機能療法学講座 研究生
2013年	東京医科歯科大学医歯学総合研究科高齢者歯科 特別研究生
2014年	藤田保健衛生大学（現：藤田医科大学）医学部リハビリテーション医学Ⅰ講座 研究生
2015年	東京医科歯科大学医歯学総合研究科高齢者歯科 研究生
2016年4月～2016年12月	Johns Hopkins University School of Medicine, Department of Physical Medicine and Rehabilitation Postdoctoral Fellow
2017年	東京医科歯科大学大学院医歯学総合研究科医歯学系専攻老化制御学講座高齢者歯科学分野 医員
2018年	東京医科歯科大学大学院医歯学総合研究科医歯学系専攻老化制御学講座高齢者歯科学分野 特任助教
現在に至る	

〈主な所属・役職〉日本老年歯科医学会認定医、日本摂食嚥下リハビリテーション学会

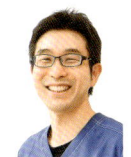

渡部　守（わたなべまもる）

まもる歯科（新潟県開業）

2002年	新潟大学歯学部卒業
2006年	新潟大学大学院医歯学総合研究科博士課程修了（摂食・嚥下リハビリテーション学分野）
2008年	渡部歯科医院 院長
2016年	まもる歯科 院長
現在に至る	

〈主な所属・役職〉博士（歯学）、新潟県歯科医師会地域保健部員、佐渡歯科医師会在宅歯科医療連携室長、日本老年歯科医学会、日本摂食嚥下リハビリテーション学会、ホームケアサポートデンティスト（HCSD）、無門塾

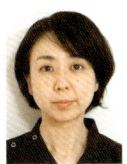

町田麗子（まちだれいこ）

日本歯科大学附属病院口腔リハビリテーション科 講師
日本歯科大学附属病院勤務

1999年	日本歯科大学歯学部卒業
1999年	日本歯科大学附属病院 臨床研修歯科医師
2000年	日本歯科大学附属病院高齢者歯科診療科 臨床研究生、医員
2001年	日本歯科大学附属病院口腔介護・リハビリテーションセンター併任
2005年	日本歯科大学附属病院総合診療科 助手
2012年	日本歯科大学附属病院口腔リハビリテーション科に配置換え
2017年	日本歯科大学附属病院口腔リハビリテーション科 講師
現在に至る	

〈主な所属・役職〉日本障害者歯科学会認定医、日本老年歯科医学会指導医・専門医・認定医、日本摂食嚥下リハビリテーション学会認定士

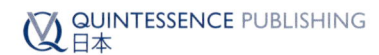

QUINTESSENCE PUBLISHING
日本

訪問歯科診療 プランニングの極意
エキスパートたちの実例でみる、摂食嚥下をめぐる諸問題解決の糸口

2019年11月10日　第1版第1刷発行

監　　著　飯田良平

著　　者　飯田貴俊/田村文誉/戸原　雄/野本たかと/原　豪志/
　　　　　町田麗子/横山雄士/渡部　守

発 行 人　北峯康充

発 行 所　クインテッセンス出版株式会社
　　　　　東京都文京区本郷3丁目2番6号　〒113-0033
　　　　　クイントハウスビル　電話(03)5842-2270(代表)
　　　　　　　　　　　　　　　(03)5842-2272(営業部)
　　　　　　　　　　　　　　　(03)5842-2279(編集部)
　　　　　web page address　https://www.quint-j.co.jp/

印刷・製本　サン美術印刷株式会社